CT MEDICAL THREE-DIMENSIONAL IMAGING ATLAS

CT医学影像三维成像图谱

主　审　李文美

主　编　龚莫锋　林海涛

副主编　林伟华　谭　开　李湘茹

　　　　何文萍　陈　炯　梁阳冰

广西科学技术出版社

图书在版编目（CIP）数据

CT 医学影像三维成像图谱 / 龚莫锋，林海涛主编
. — 南宁：广西科学技术出版社，2023.8（2024.1 重印）
ISBN 978-7-5551-2017-9

Ⅰ . ① C… Ⅱ . ①龚… ②林… Ⅲ . ①计算机 X 线扫描
体层摄影—图谱 Ⅳ . ① R814.42-64

中国国家版本馆 CIP 数据核字（2023）第 154787 号

CT YIXUE YINGXIANG SANWEI CHENGXIANG TUPU

CT 医学影像三维成像图谱

龚莫锋　林海涛　主编

责任编辑：饶　江　　　　　　　　　　装帧设计：韦宇星
责任印制：韦文印　　　　　　　　　　责任校对：苏深灿

出 版 人：梁　志
出版发行：广西科学技术出版社　　　　地　　　址：广西南宁市东葛路 66 号
邮政编码：530023　　　　　　　　　　网　　　址：http://www.gxkjs.com

经　　销：全国各地新华书店
印　　刷：北京虎彩文化传播有限公司

开　　本：787 mm × 1096 mm　1/16
字　　数：132 千字　　　　　　　　　印　　张：10.25
版　　次：2023 年 8 月第 1 版　　　　印　　次：2024 年 1 月第 2 次印刷
书　　号：ISBN 978-7-5551-2017-9
定　　价：168.00 元

《CT医学影像三维成像图谱》编委会

前言

近年来，医学影像学及其技术发展迅速，在临床诊疗中起着越来越重要的作用。多层螺旋 CT 扫描速度快，且为薄层容积扫描，根据实际需求可行各种后重组处理，极大地满足了临床需求。CT 医学三维重组图像逼真，图像来源于人体断层的扫描数据，可精确显示解剖细节，同时还能很好地显示病变部位与周围结构的整体关系。在我们编写《CT 医学影像三维成像图谱》之前，在市面上未发现有类似图谱，但医生诊疗及学习又确有需求，因此我们决定编写本书。《CT 医学影像三维成像图谱》是一部应用实体 CT 三维成像图像显示解剖结构的实用型著作，书中精美的图像清晰逼真地显示了人体的复杂形态结构和层次毗邻关系，可作为各级单位临床医务人员、影像诊断医师及技师、医学生等日常工作和学习的参考书。

本书主要由广西医科大学第三附属医院、杭州医学院附属义乌医院、广西医科大学第二附属医院、凉山彝族自治州第二人民医院、福建医科大学附属漳州市医院、扶绥县人民医院等单位的多位专家共同编绘。编绘人员直接采用现代化的医学影像 CT 设备采集人体数据，通过 CT 的后处理工作站对人体的解剖结构进行数据处理，得到 CT 医学影像三维成像相关图片。由于 CT 可检查的身体部位较多，本书未能收录全身所有部位的三维成像图像，但目前所收录的图像基本涵盖日常工作中较常见的 CT 检查成像部位。全书包含全身的 CT 骨骼成像、部分立位 CT 骨骼成像、CT 脏器成像、CT 血管成像、CT 泌尿系成像五部分内容，按从头到足方向分布编排。

本书在编绘过程中，承蒙广西医科大学第一附属医院放射科李文美教授对全书进行审稿，并提出许多宝贵意见，在此表示诚挚的谢意！

特别鸣谢广西美度实业集团有限公司对本书出版的大力支持！

由于彩图的绘制工作难度较大，细节多，费时较长，加之我们的水平有限，本书难免存在不足或错误之处，恳望广大读者不吝指正，以便将来再版时修订。

编者

2023 年 6 月

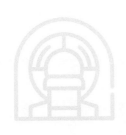

目录

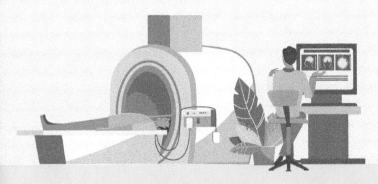

CT 骨骼成像图谱

一、颅骨

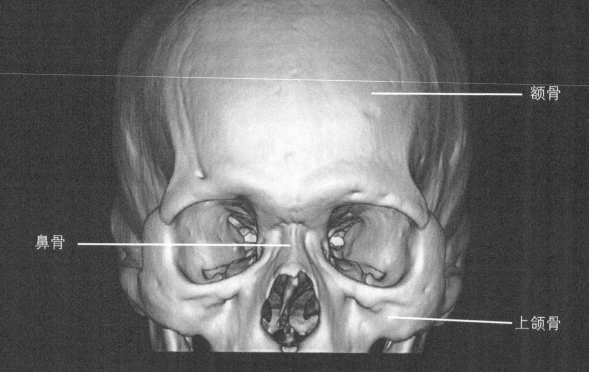

额骨

鼻骨

上颌骨

颅骨正面观

顶骨

顶骨

枕骨

颅骨背面观

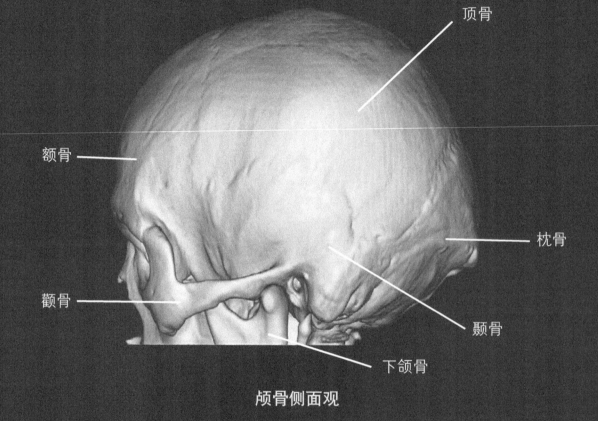

顶骨

额骨

枕骨

颧骨

颞骨

下颌骨

颅骨侧面观

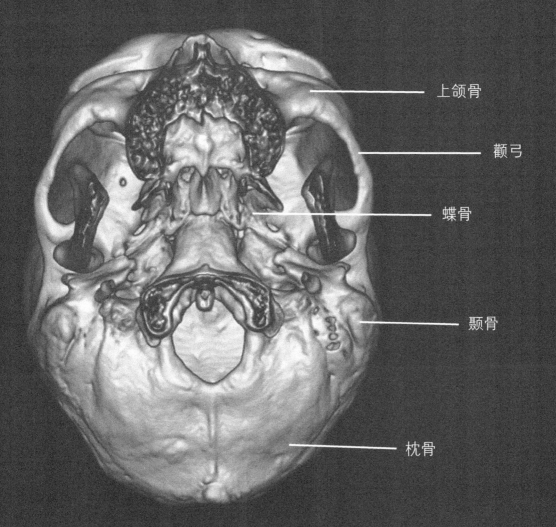

上颌骨

颧弓

蝶骨

颞骨

枕骨

颅骨底面观

二、面颅骨

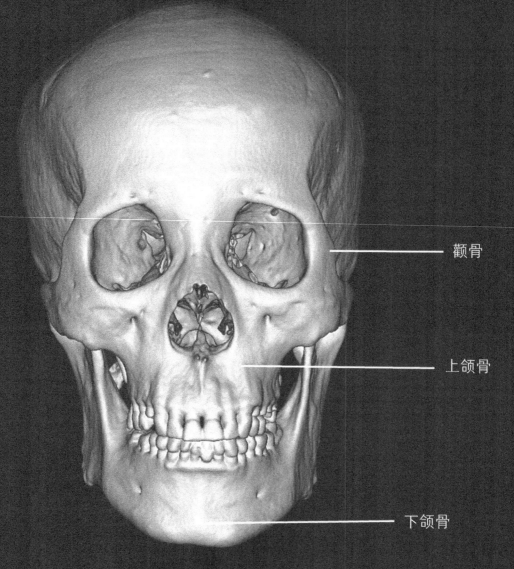

颧骨

上颌骨

下颌骨

面颅骨正面观

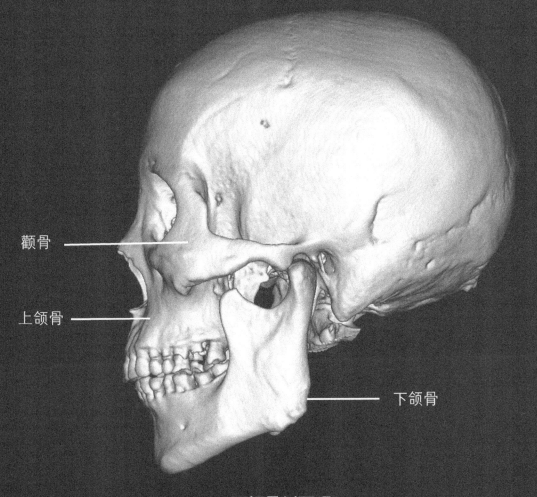

颧骨

上颌骨

下颌骨

面颅骨侧面观

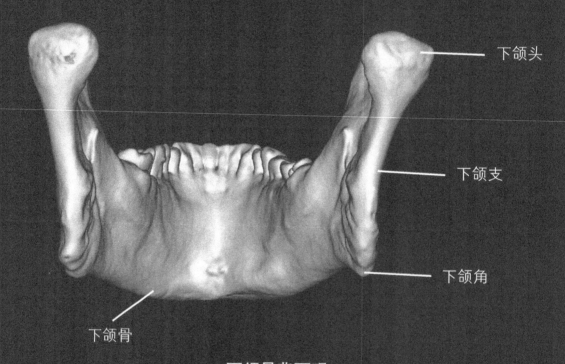

下颌头

下颌支

下颌角

下颌骨

下颌骨背面观

三、中、内耳

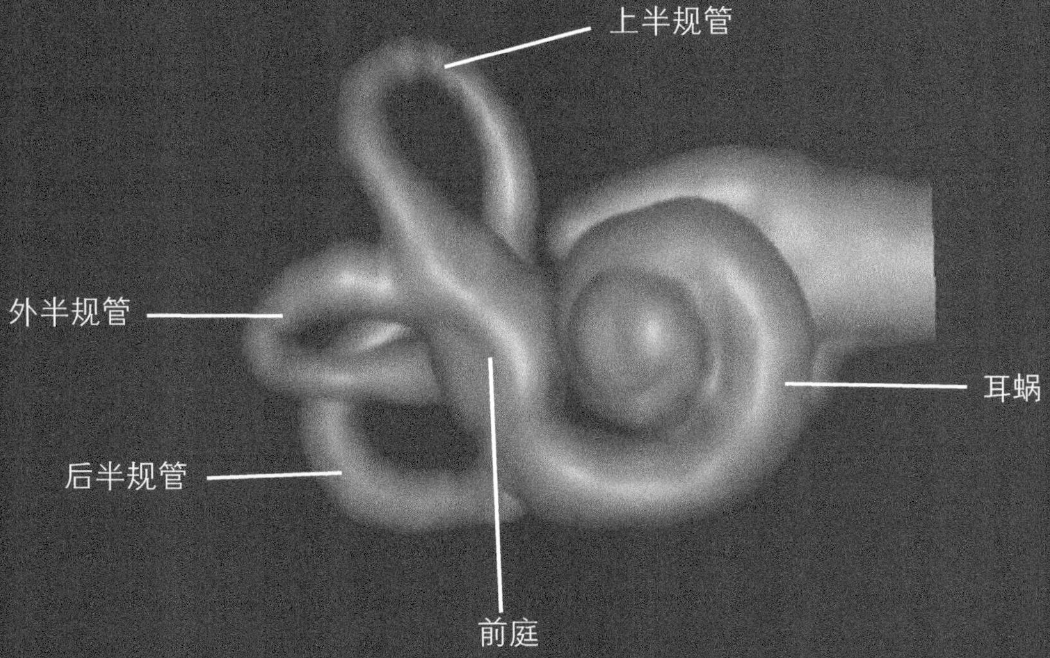

上半规管

外半规管

后半规管

前庭

耳蜗

半规管

锤骨

砧骨

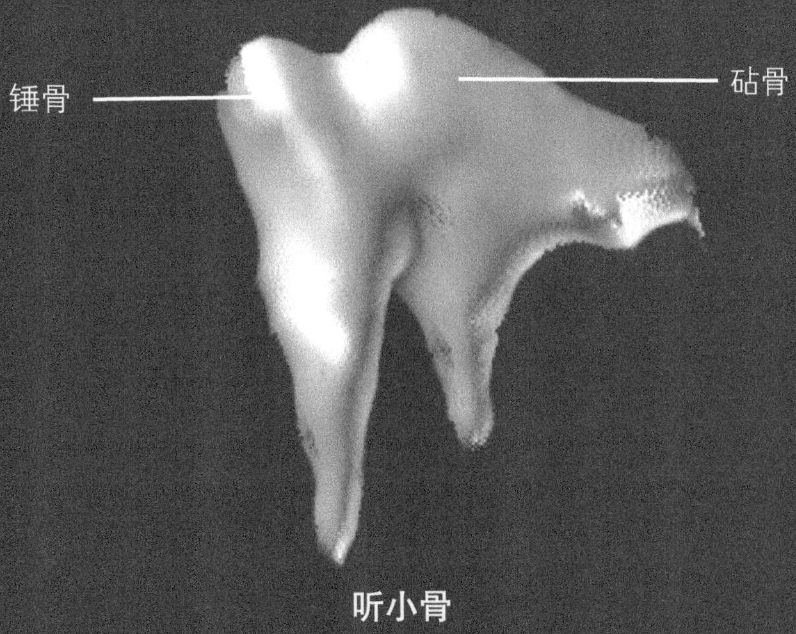

听小骨

四、颈椎

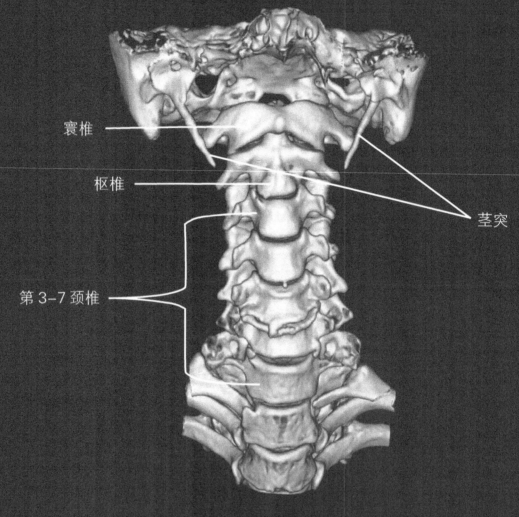

寰椎 ——————

枢椎 ——————

茎突

第 3-7 颈椎 ——————

颈椎正面观

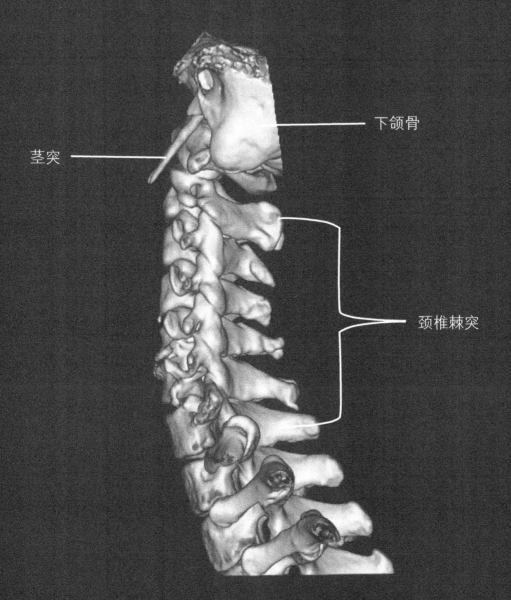

下颌骨

茎突

颈椎棘突

颈椎侧面观

五、胸椎

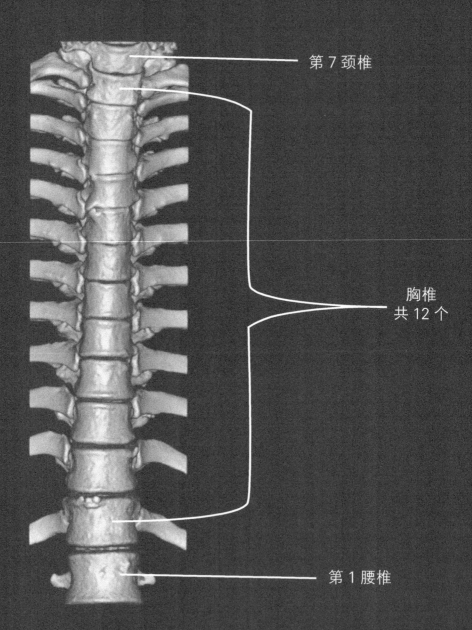

第7颈椎

胸椎
共12个

第1腰椎

胸椎正面观

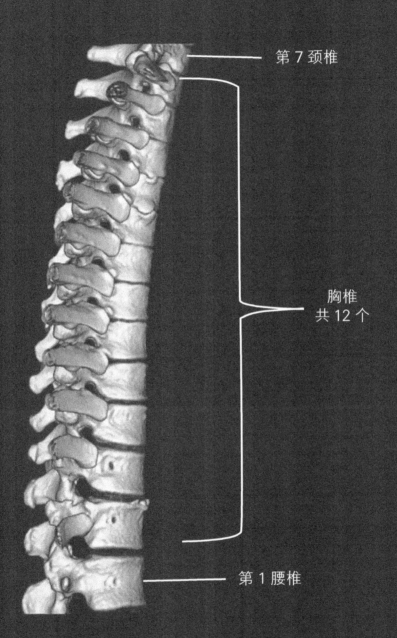

第 7 颈椎

胸椎
共 12 个

第 1 腰椎

胸椎侧面观

六、腰椎

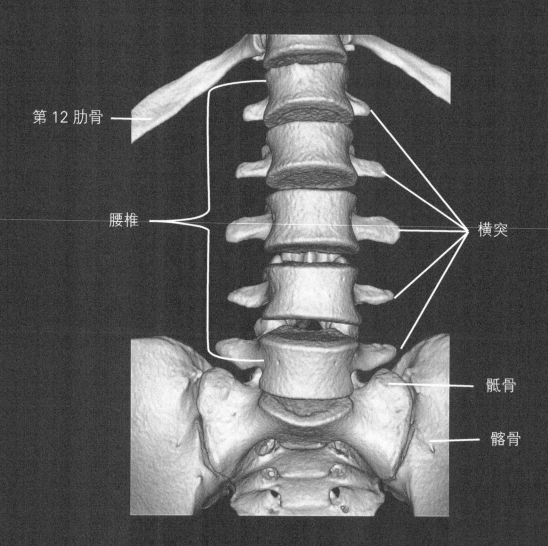

第 12 肋骨

腰椎

横突

骶骨

髂骨

腰椎正面观

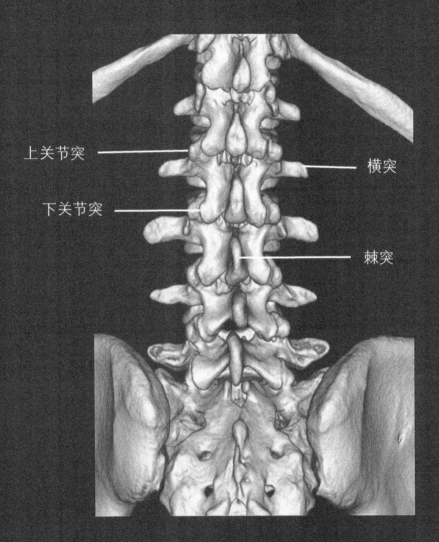

上关节突

横突

下关节突

棘突

腰椎后面观

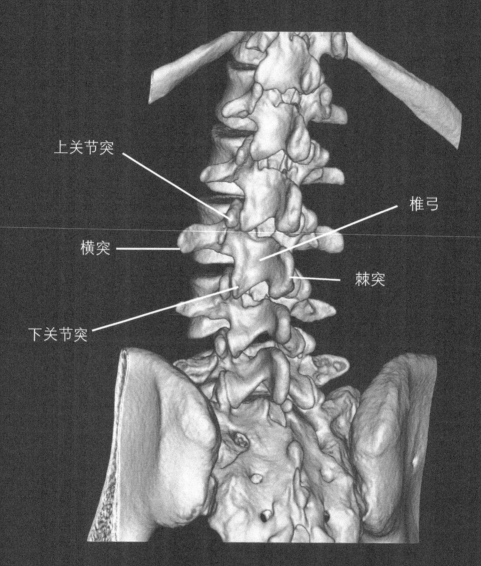

上关节突

椎弓

横突

棘突

下关节突

腰椎斜位面观

七、骶尾椎

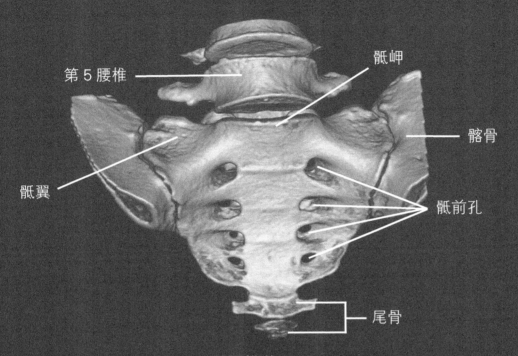

第5腰椎

骶岬

髂骨

骶翼

骶前孔

尾骨

骶尾椎前面观

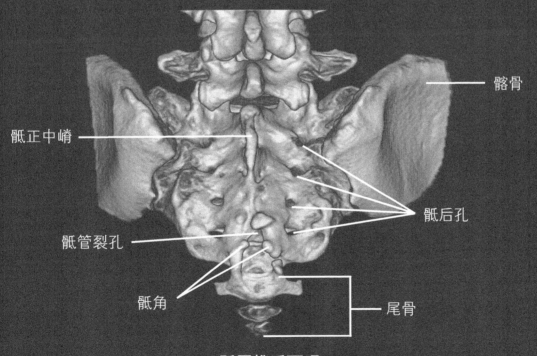

髂骨

骶正中嵴

骶后孔

骶管裂孔

骶角

尾骨

骶尾椎后面观

八、胸廓

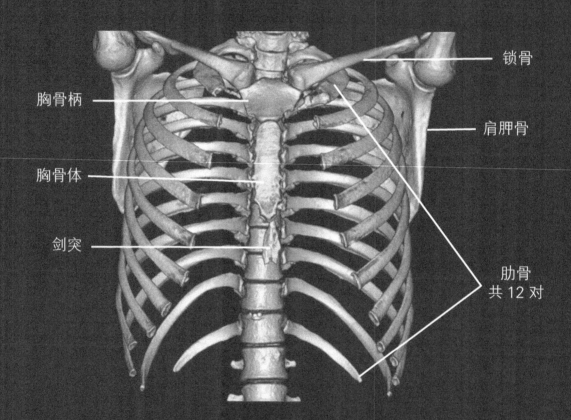

锁骨

胸骨柄

肩胛骨

胸骨体

剑突

肋骨
共 12 对

胸廓正面观

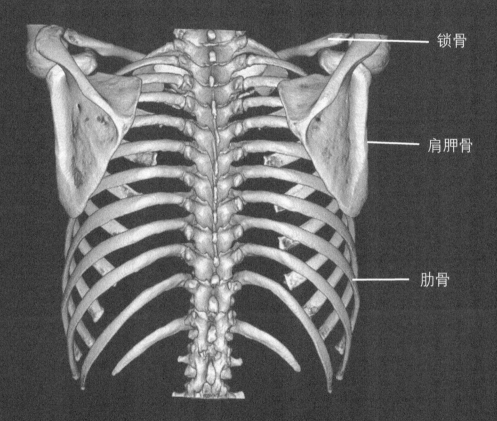

锁骨

肩胛骨

肋骨

胸廓背面观

九、肩关节

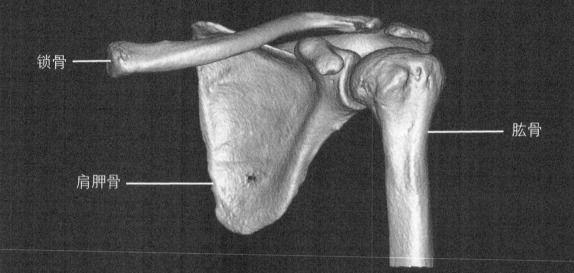

锁骨

肱骨

肩胛骨

肩关节正面观

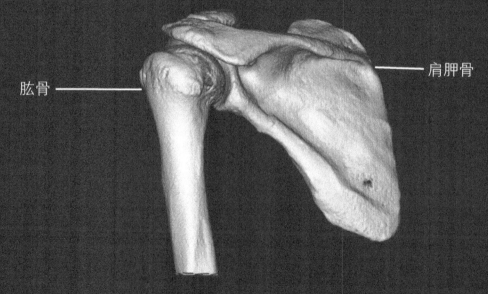

肱骨

肩胛骨

肩关节背面观

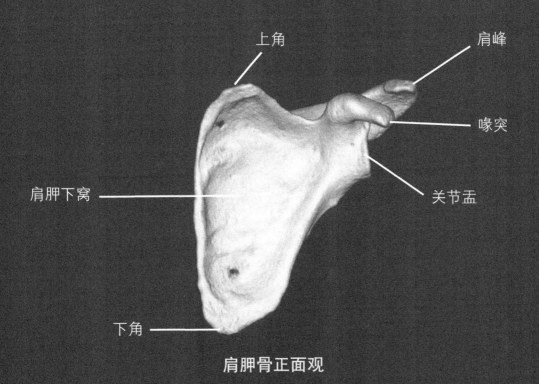

上角

肩峰

喙突

肩胛下窝

关节盂

下角

肩胛骨正面观

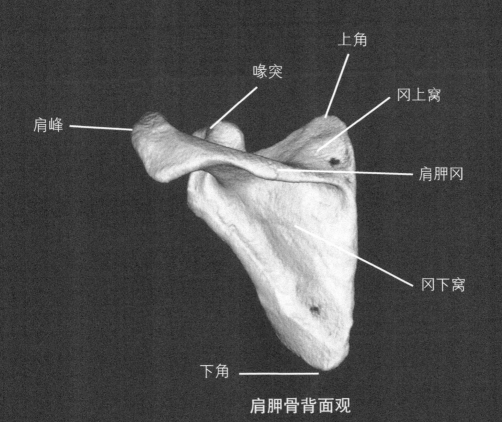

喙突

上角

冈上窝

肩峰

肩胛冈

冈下窝

下角

肩胛骨背面观

十、肘关节

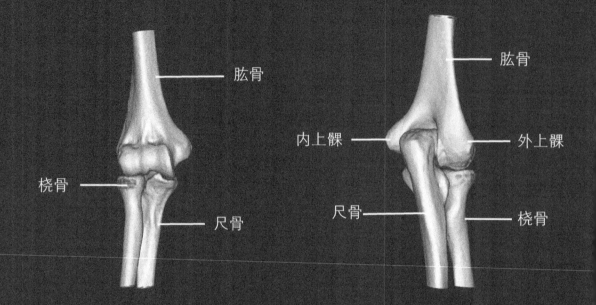

肱骨

桡骨

尺骨

肘关节正面观

肱骨

内上髁

外上髁

尺骨

桡骨

肘关节后面观

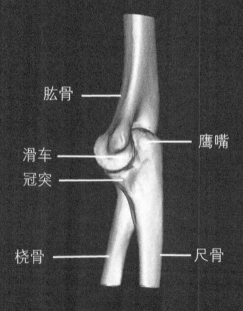

肱骨

鹰嘴

滑车

冠突

桡骨

尺骨

肘关节侧面观

十一、尺桡骨

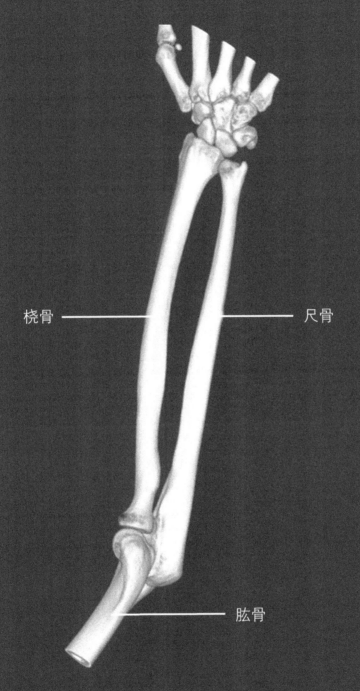

桡骨 ———————————— 尺骨

肱骨

尺桡骨正面观

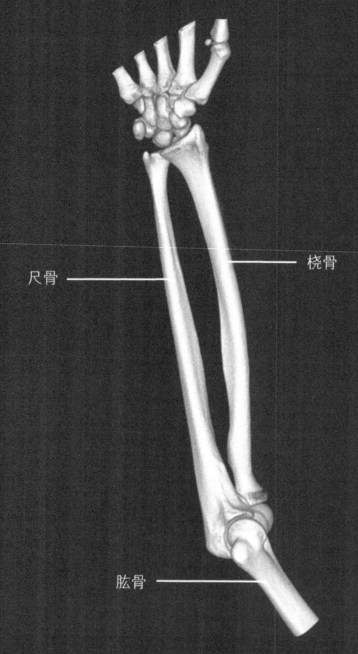

尺骨 ——————

桡骨

肱骨 ——————

尺桡骨背面观

十二、手骨

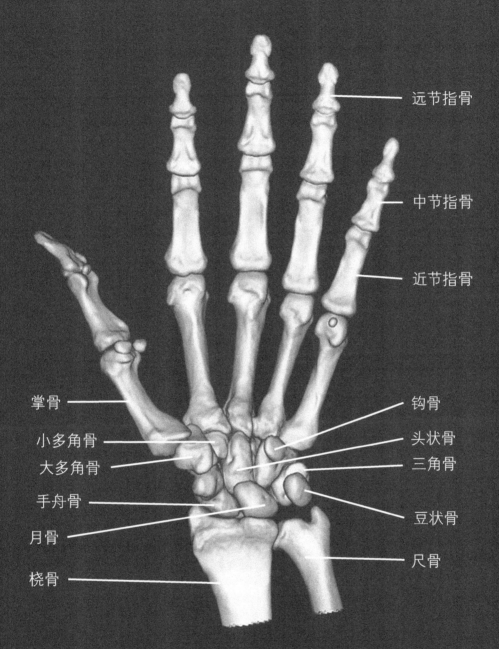

远节指骨

中节指骨

近节指骨

掌骨

小多角骨

大多角骨

手舟骨

月骨

桡骨

钩骨

头状骨

三角骨

豆状骨

尺骨

手骨正面观

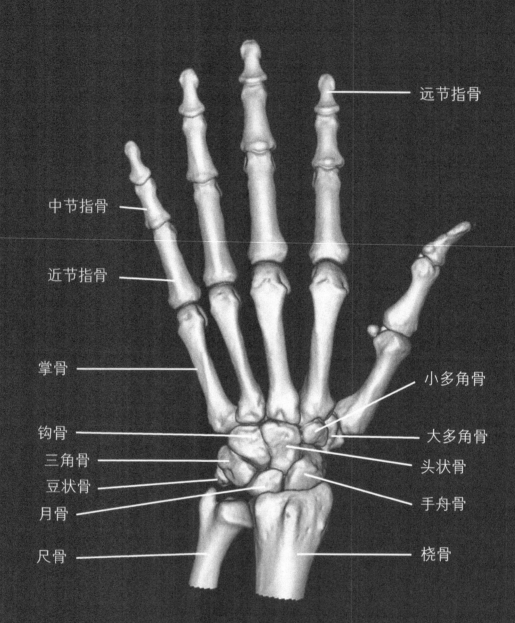

远节指骨

中节指骨

近节指骨

掌骨

钩骨

三角骨

豆状骨

月骨

尺骨

小多角骨

大多角骨

头状骨

手舟骨

桡骨

手骨背面观

十三、双下肢

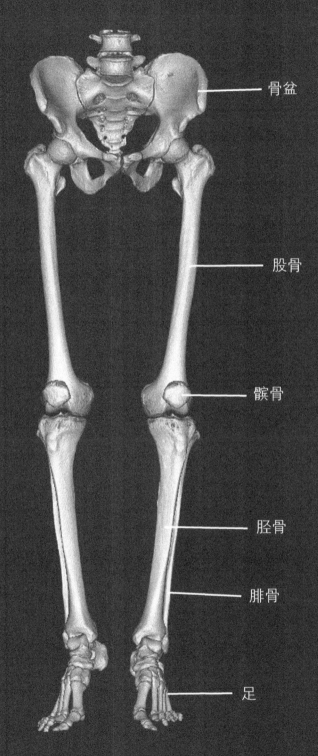

骨盆

股骨

髌骨

胫骨

腓骨

足

双下肢整体效果

十四、股骨

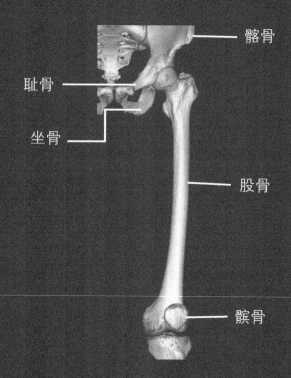

髂骨

耻骨

坐骨

股骨

髌骨

股骨正面观

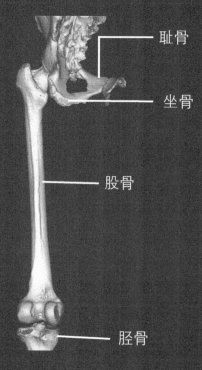

耻骨

坐骨

股骨

胫骨

股骨背面观

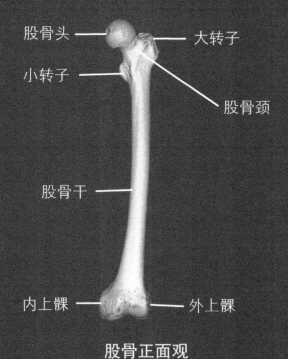

股骨头 —— 大转子

小转子 —— 股骨颈

股骨干 ——

内上髁 —— 外上髁

股骨正面观

大转子 —— 股骨头

—— 股骨颈

小转子 ——

股骨干 ——

外上髁 —— 内上髁

—— 髁间窝

股骨背面观

十五、膝关节

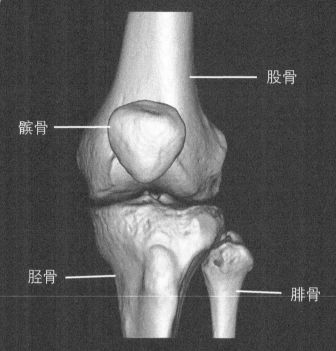

股骨

髌骨

胫骨

腓骨

膝关节正面观

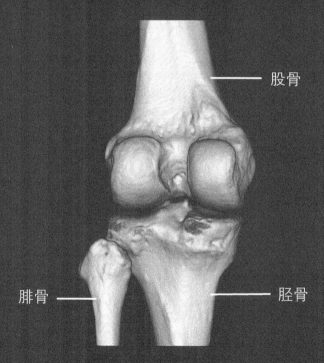

股骨

腓骨

胫骨

膝关节背面观

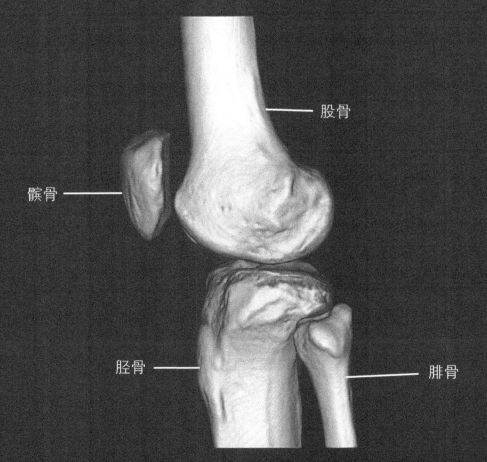

股骨

髌骨

胫骨

腓骨

膝关节侧面观

十六、踝关节

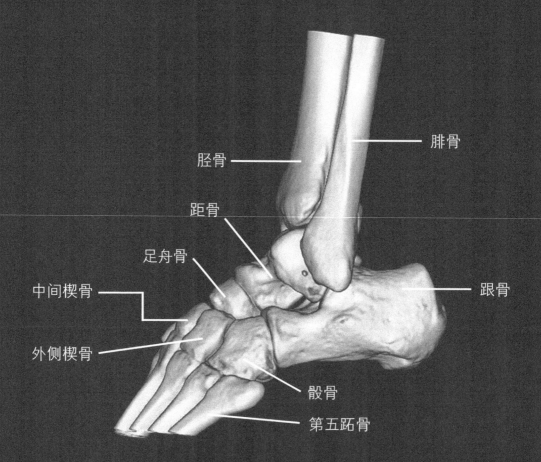

腓骨

胫骨

距骨

足舟骨

中间楔骨

外侧楔骨

跟骨

骰骨

第五跖骨

踝关节右侧面观

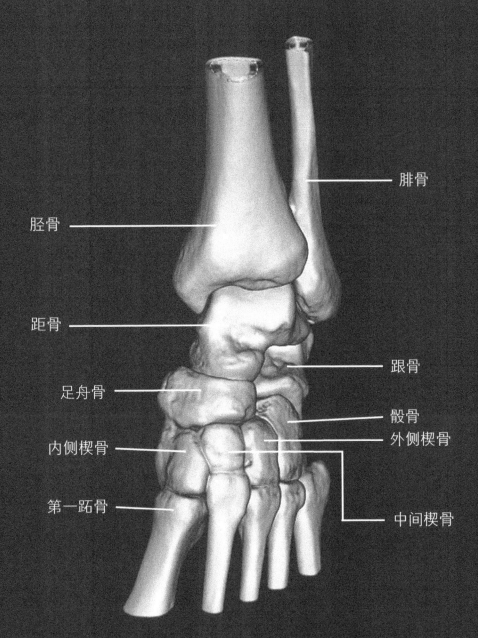

腓骨

胫骨

距骨

跟骨

足舟骨

骰骨

外侧楔骨

内侧楔骨

第一跖骨

中间楔骨

踝关节正面观

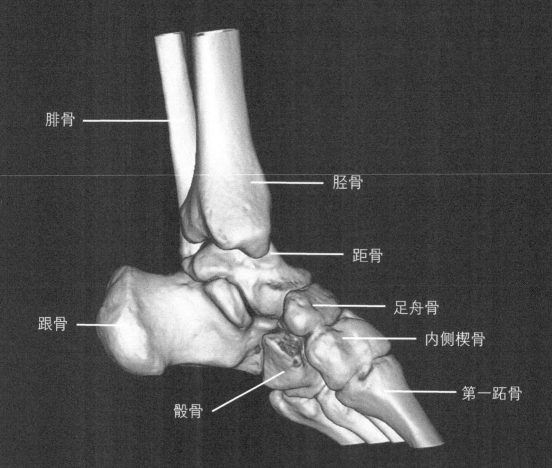

腓骨

胫骨

距骨

足舟骨

内侧楔骨

跟骨

第一跖骨

骰骨

踝关节左侧面观

十七、足骨

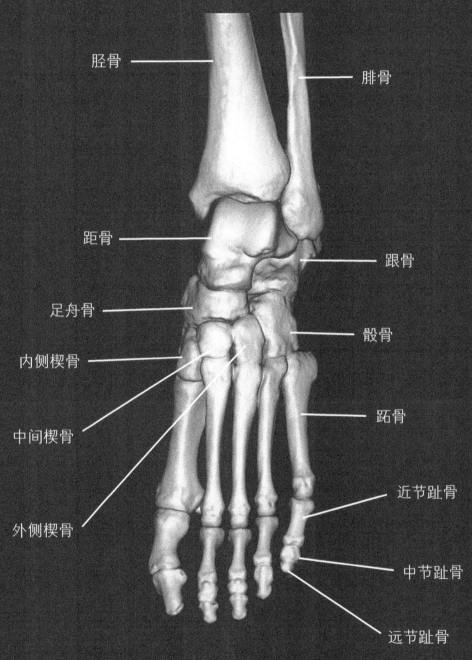

胫骨

腓骨

距骨

跟骨

足舟骨

骰骨

内侧楔骨

跖骨

中间楔骨

外侧楔骨

近节趾骨

中节趾骨

远节趾骨

足背观

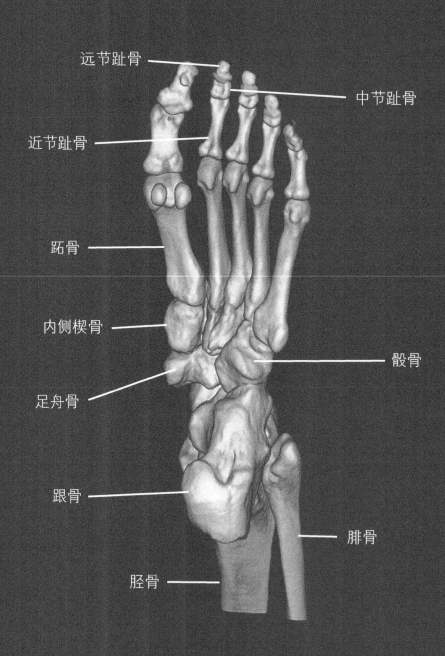

远节趾骨

中节趾骨

近节趾骨

跖骨

内侧楔骨

骰骨

足舟骨

跟骨

腓骨

胫骨

足底观

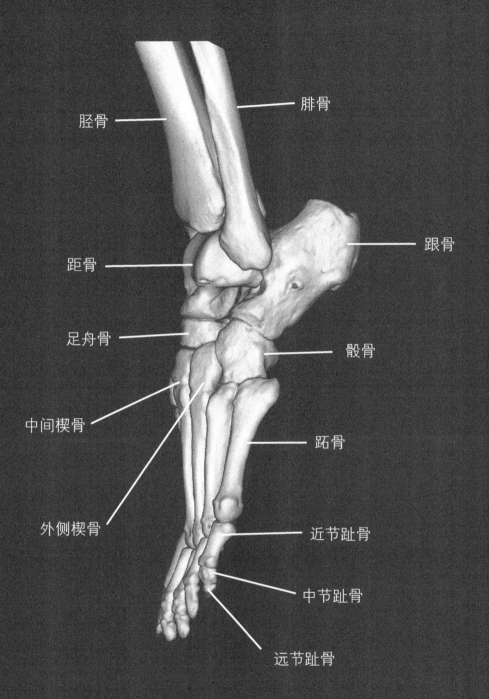

胫骨

腓骨

距骨

跟骨

足舟骨

骰骨

中间楔骨

跖骨

外侧楔骨

近节趾骨

中节趾骨

远节趾骨

足骨侧面观

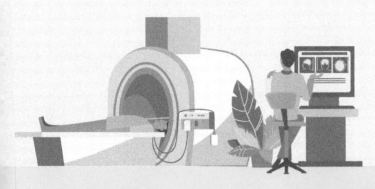

立位 CT 骨骼成像图谱

◎　立位脊柱　　　　◎　立位双下肢

一、立位脊柱

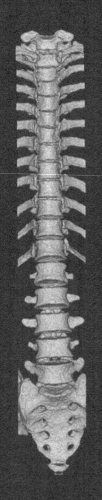

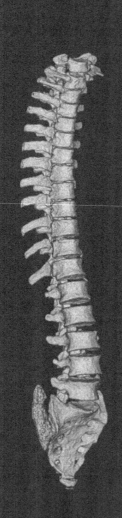

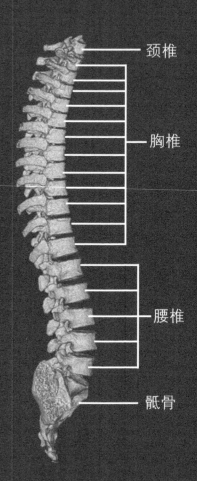

颈椎

胸椎

腰椎

骶骨

立位脊柱

二、立位双下肢

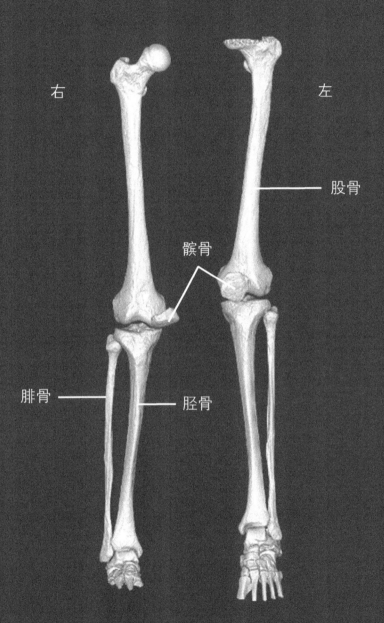

右　　　　　　　　左

股骨

髌骨

腓骨　　　　　胫骨

立位双下肢正面观

注：右侧股四头肌肌腱断裂致右侧髌骨移位。

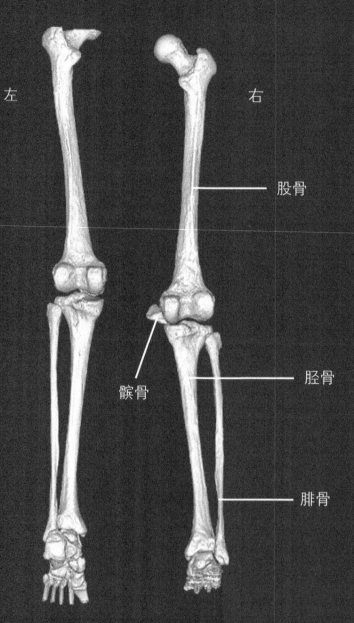

左　　　　　　　　右

股骨

胫骨

髌骨

腓骨

立位双下肢后面观

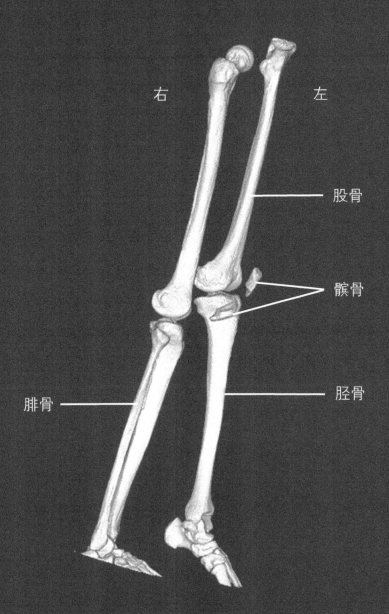

右　　　　　左

股骨

髌骨

胫骨

腓骨

立位双下肢斜面观

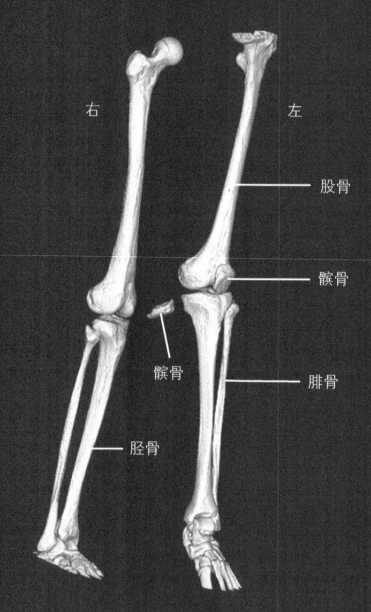

右　　　　　　　　　　左

股骨

髌骨

髌骨

腓骨

胫骨

立位双下肢斜面观

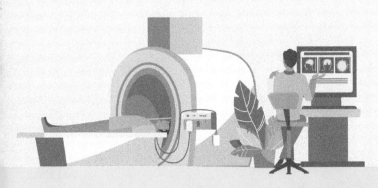

CT 脏器成像图谱

- ◎ 肺部
- ◎ 支气管
- ◎ 肝脏、肾脏
- ◎ 肠道

一、肺部

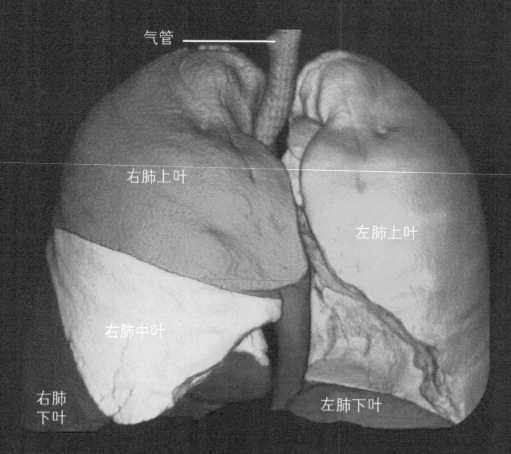

气管

右肺上叶

左肺上叶

右肺中叶

右肺
下叶

左肺下叶

肺部正面观

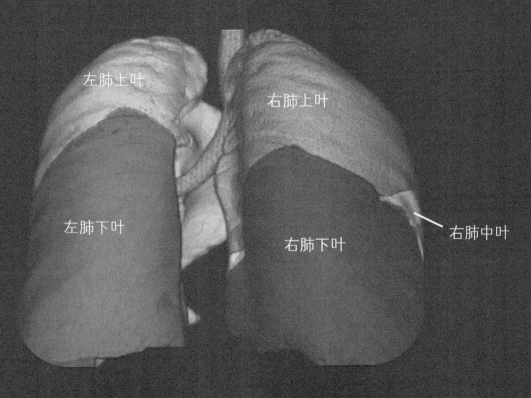

左肺上叶

右肺上叶

左肺下叶

右肺下叶

右肺中叶

肺部背面观

右肺上叶

右肺中叶

右肺下叶

肺部右侧面观

二、支气管

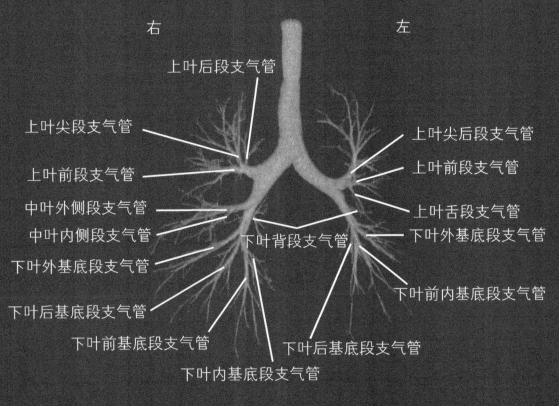

右　　　　　　　　　　　　左

上叶后段支气管

上叶尖段支气管　　　　　　　　　　　　　　上叶尖后段支气管

上叶前段支气管　　　　　　　　　　　　　　上叶前段支气管

中叶外侧段支气管　　　　　　　　　　　　　上叶舌段支气管

中叶内侧段支气管　　　下叶背段支气管　　　下叶外基底段支气管

下叶外基底段支气管

下叶后基底段支气管　　　　　　　　　　　　下叶前内基底段支气管

下叶前基底段支气管　　　　下叶后基底段支气管

下叶内基底段支气管

支气管正面观

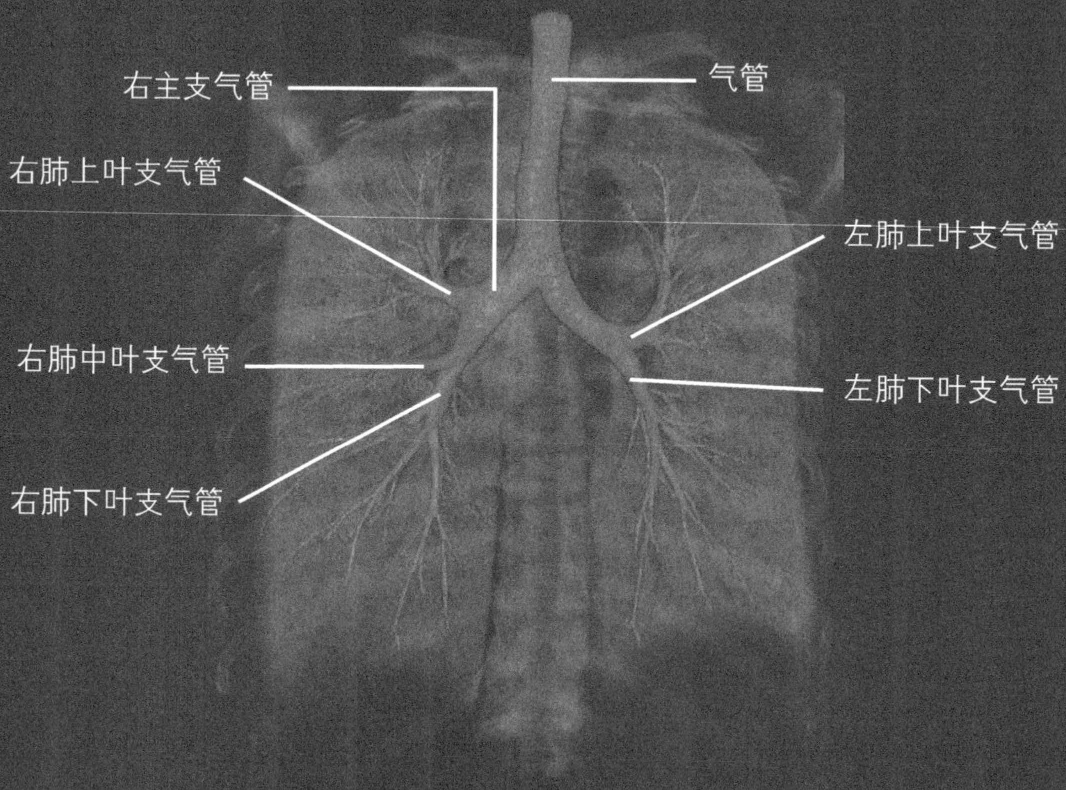

右主支气管

右肺上叶支气管

气管

左肺上叶支气管

右肺中叶支气管

左肺下叶支气管

右肺下叶支气管

带骨支气管正面观

右　　　　　　　　左

上叶后段支气管

上叶尖段支气管

上叶前段支气管

中叶外侧段支气管

中叶内侧段支气管

下叶外基底段支气管

下叶后基底段支气管

下叶前基底段支气管

下叶内基底段支气管

上叶尖后段支气管

上叶前段支气管

上叶舌段支气管

下叶外基底段支气管

下叶前内基底段支气管

下叶后基底段支气管

下叶背段
支气管

支气管、肺部融合图

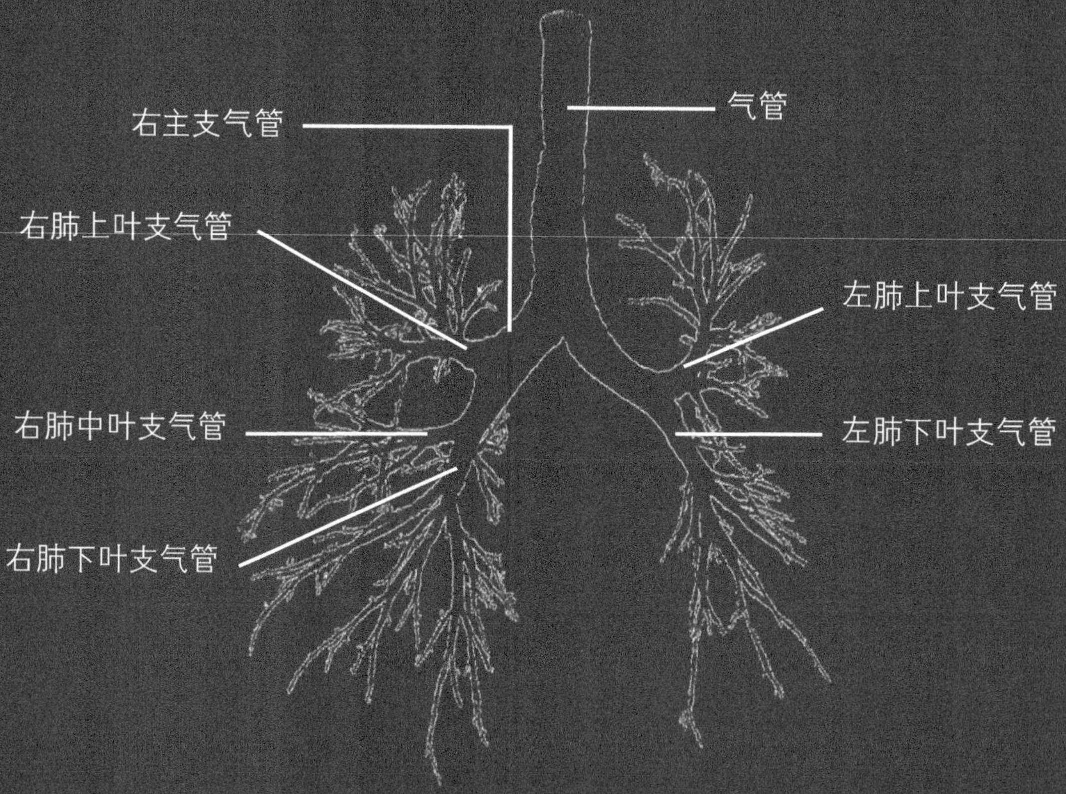

右主支气管

右肺上叶支气管

气管

左肺上叶支气管

右肺中叶支气管

左肺下叶支气管

右肺下叶支气管

支气管 min-IP 图（正面观）

注：min-IP 为最小密度投影。

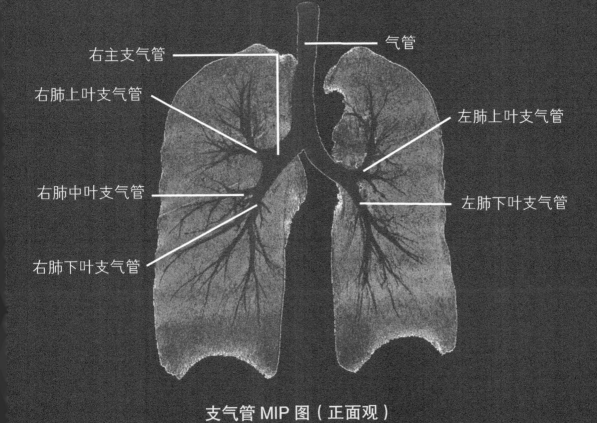

右主支气管

右肺上叶支气管

气管

左肺上叶支气管

右肺中叶支气管

左肺下叶支气管

右肺下叶支气管

支气管 MIP 图（正面观）

三、肝脏、肾脏

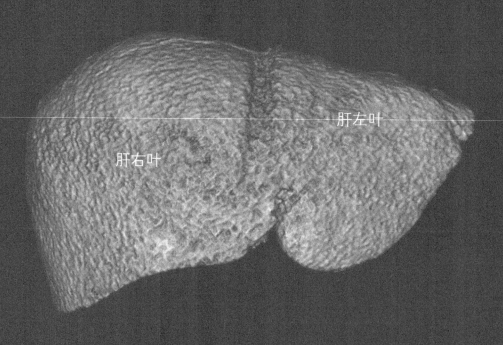

肝右叶　　肝左叶

肝脏正面观

肝左叶

肝右叶

肝脏侧面观

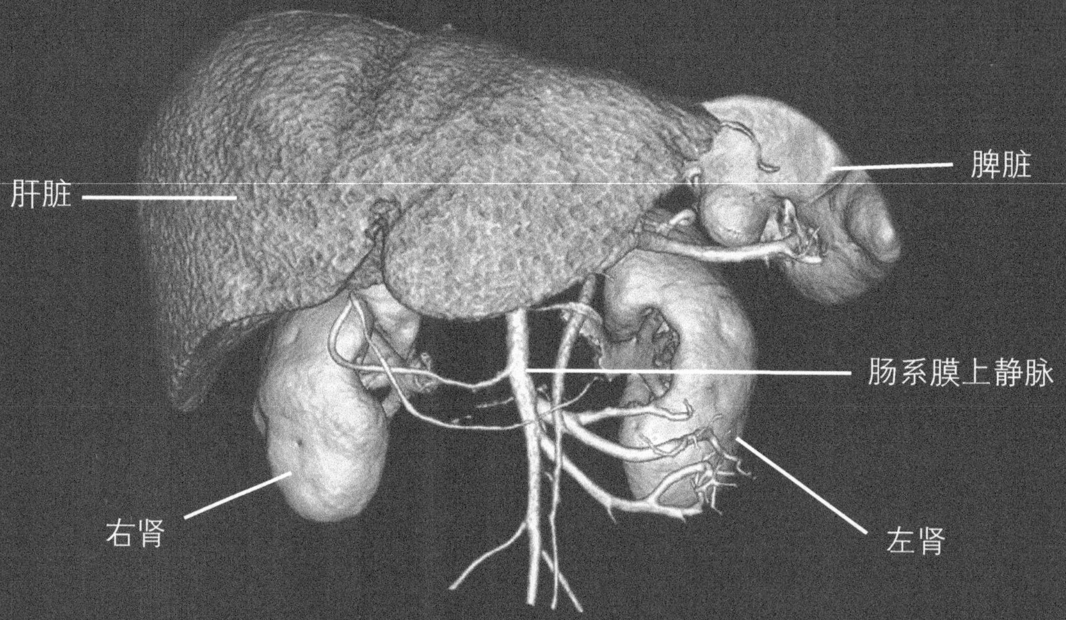

肝脏

脾脏

肠系膜上静脉

右肾

左肾

肝脏、脾脏、肾脏、肝门静脉 VR 图

注：VR 为容积重组。

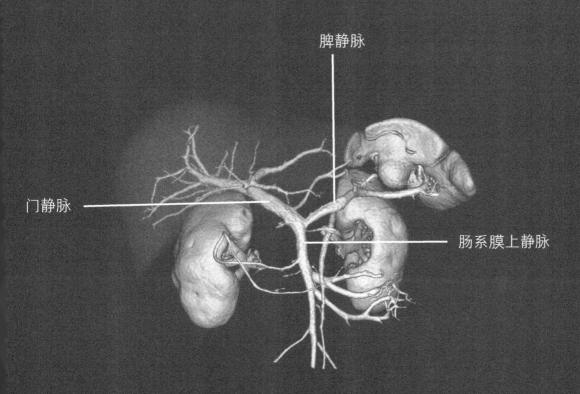

脾静脉

门静脉

肠系膜上静脉

肝脏（透明）、脾脏、肾脏、肝门静脉 VR 图

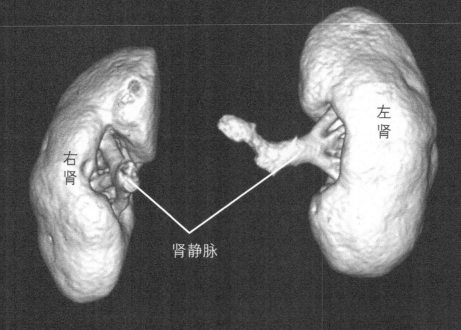

左肾

右肾

肾静脉

肾脏 VR 图

四、肠道

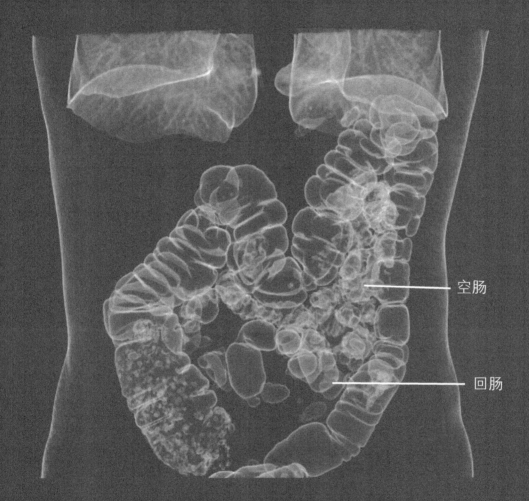

空肠

回肠

肠道 VR 图 1

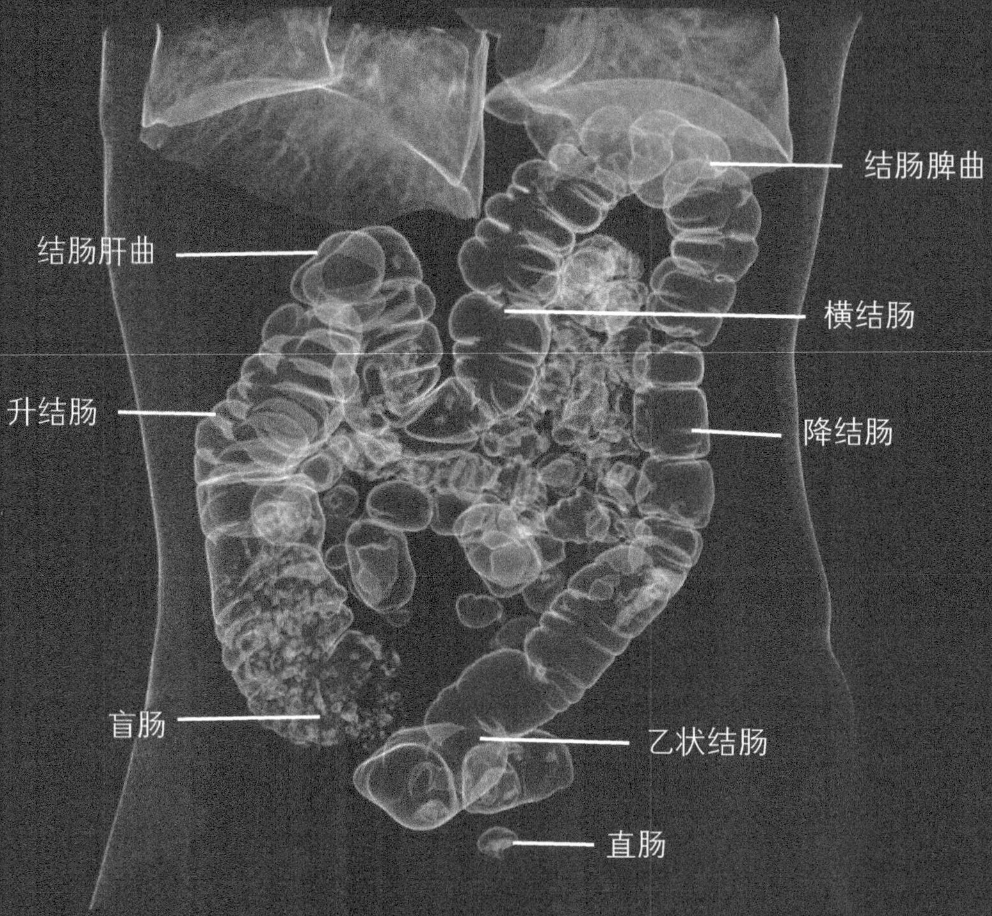

结肠脾曲

结肠肝曲

横结肠

升结肠

降结肠

盲肠

乙状结肠

直肠

肠道 VR 图 2

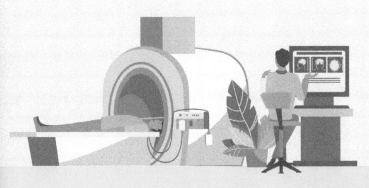

CT 血管成像图谱

一、颅内动脉

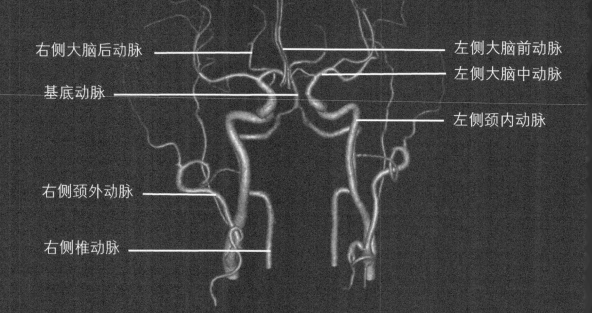

右侧大脑后动脉 ————————————————————— 左侧大脑前动脉

基底动脉 ————————————————————————————— 左侧大脑中动脉

左侧颈内动脉

右侧颈外动脉 —————————————————

右侧椎动脉 ——————————————————

颅内动脉正面观

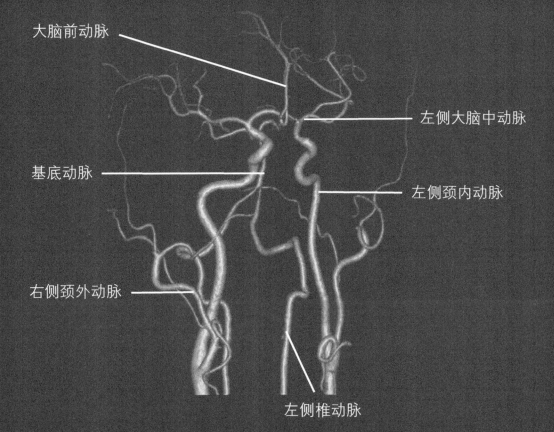

大脑前动脉

左侧大脑中动脉

基底动脉

左侧颈内动脉

右侧颈外动脉

左侧椎动脉

颅内动脉斜面观

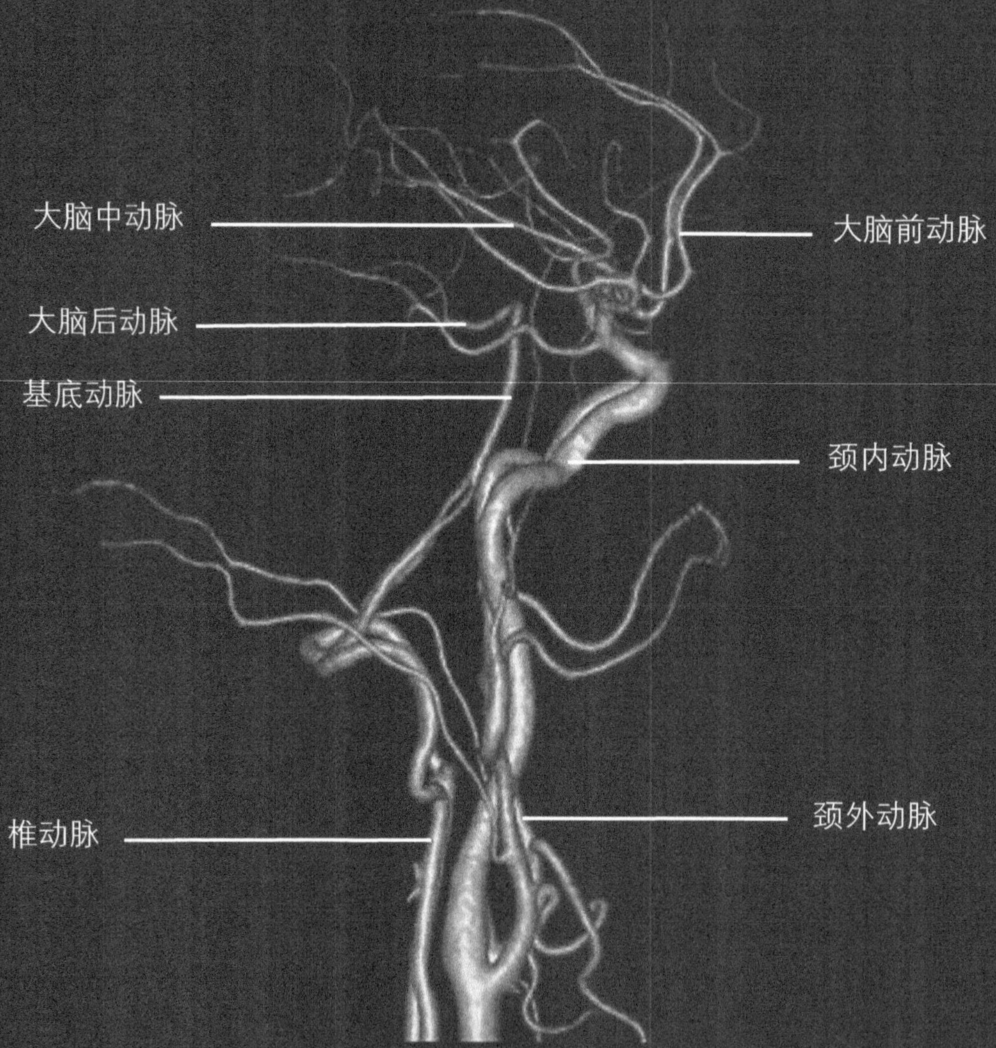

大脑中动脉　　　　　　　　　　　　　　　　　　　　　　大脑前动脉

大脑后动脉

基底动脉　　　　　　　　　　　　　　　　　　　　　　　颈内动脉

椎动脉　　　　　　　　　　　　　　　　　　　　　　　　颈外动脉

颅内动脉侧面观

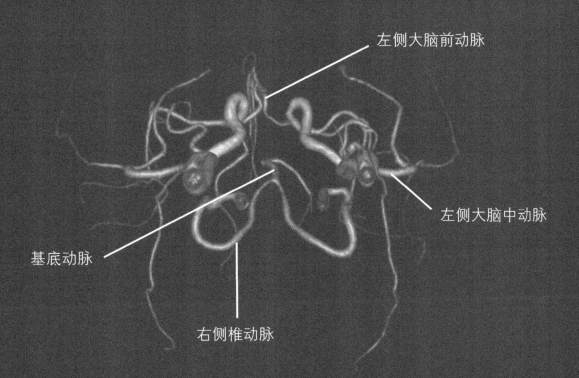

左侧大脑前动脉

左侧大脑中动脉

基底动脉

右侧椎动脉

颅内动脉足头位

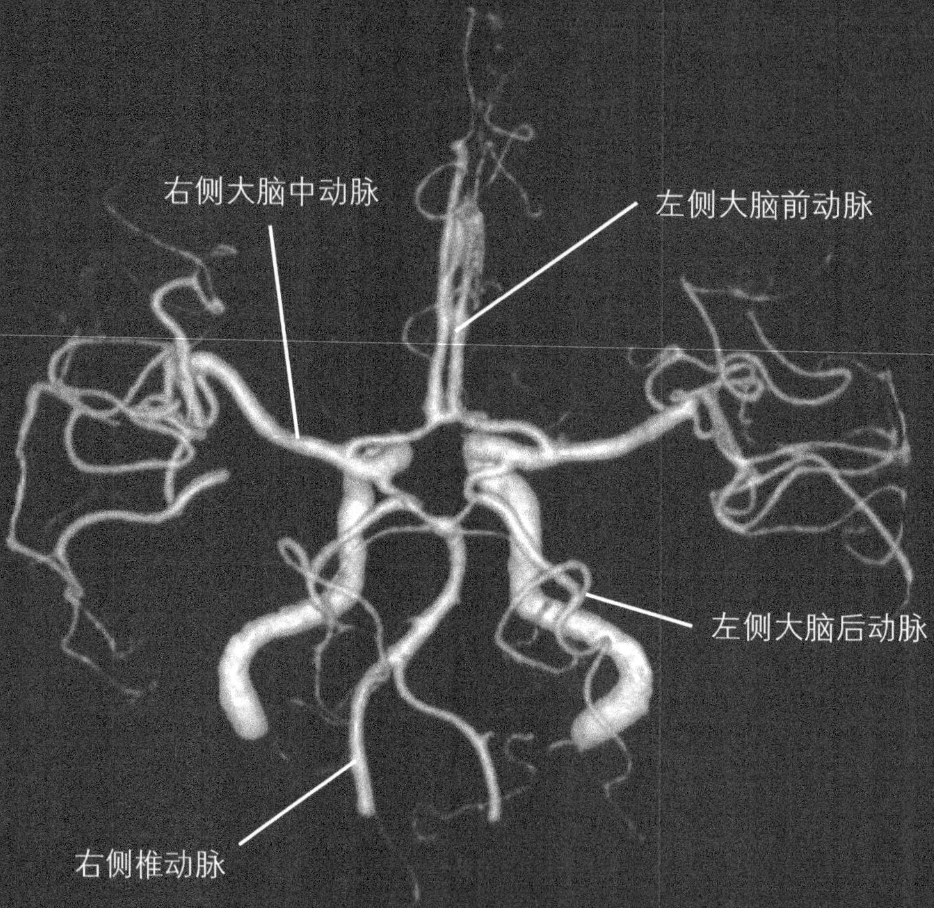

右侧大脑中动脉

左侧大脑前动脉

左侧大脑后动脉

右侧椎动脉

颅内动脉头足位

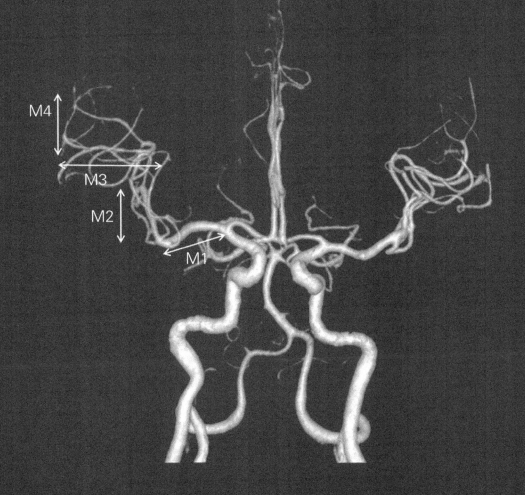

颅内动脉 VR 成像分段（大脑中动脉前后位）

注：M1—水平段；M2—脑岛段；M3—侧裂段；
M4—皮层支。

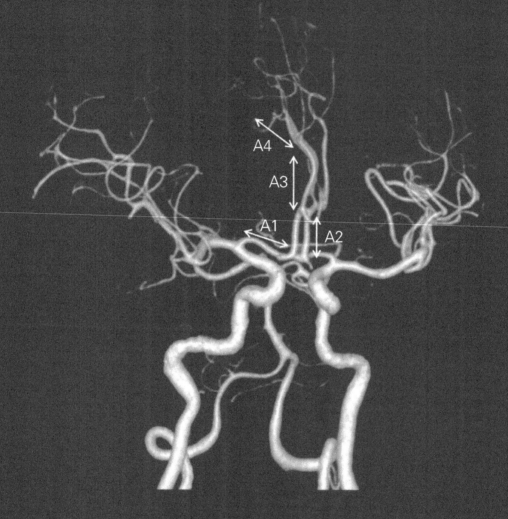

颅内动脉 VR 成像分段（大脑前动脉斜位）

注：A1—水平段；A2—垂直段；A3—膝段；
A4—胼周段。

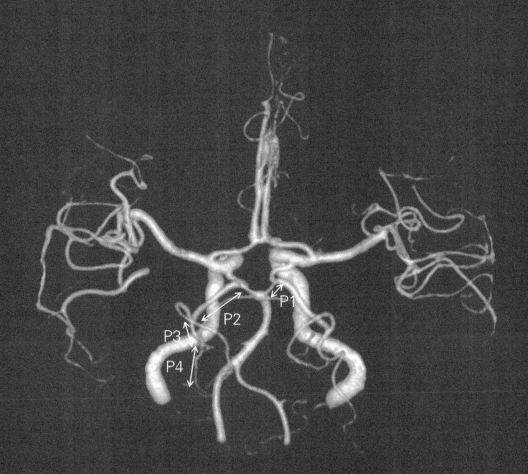

颅内动脉 VR 成像分段（大脑后动脉头足位）

注：P1—交通前段；P2—环池段；P3—四叠体段；
P4—距裂段。

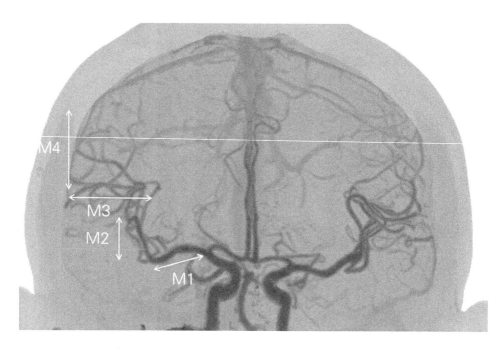

颅内动脉 MIP 成像分段（大脑中动脉前后位）

注：MIP 为最大密度投影。

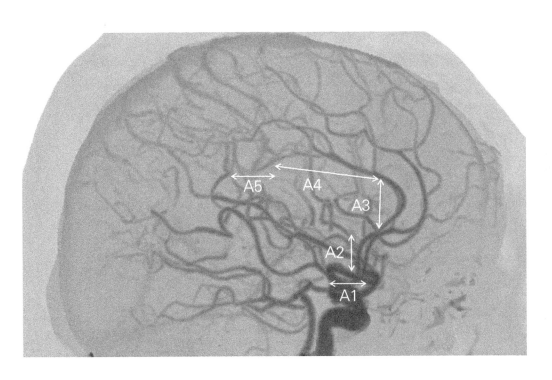

颅内动脉 MIP 成像分段（大脑前动脉侧位）

注：A5- 终段。

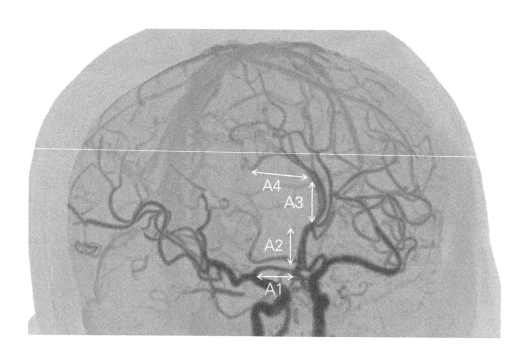

颅内动脉 MIP 成像分段（大脑前动脉斜位）

二、头颈部动脉

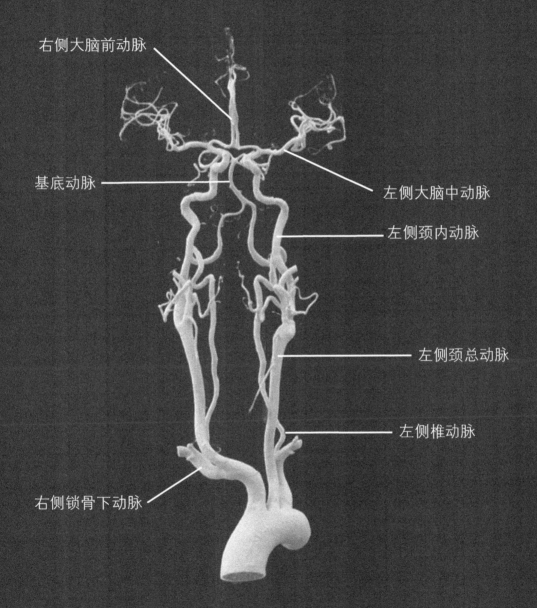

右侧大脑前动脉

左侧大脑中动脉

基底动脉

左侧颈内动脉

左侧颈总动脉

左侧椎动脉

右侧锁骨下动脉

头颈部动脉 VR 图

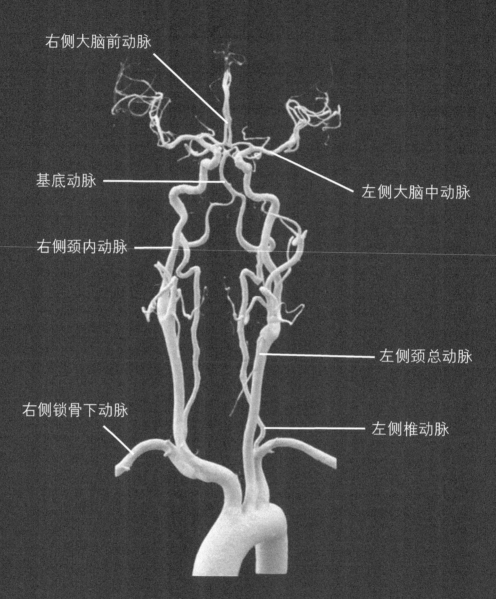

右侧大脑前动脉

左侧大脑中动脉

基底动脉

右侧颈内动脉

左侧颈总动脉

右侧锁骨下动脉

左侧椎动脉

头颈部动脉 VR 图（前面观）

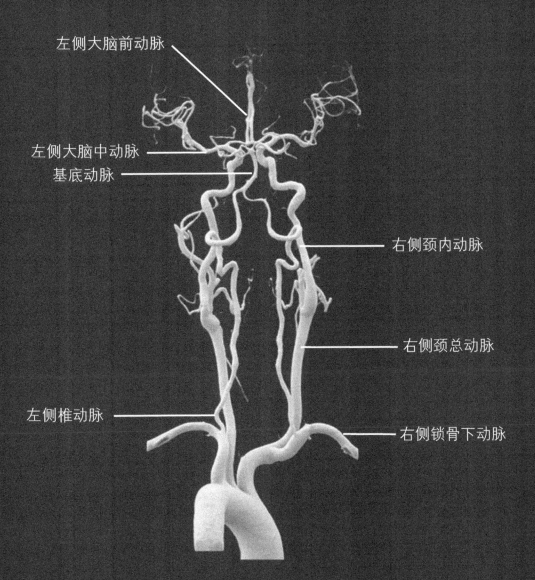

左侧大脑前动脉

左侧大脑中动脉

基底动脉

右侧颈内动脉

右侧颈总动脉

左侧椎动脉

右侧锁骨下动脉

头颈部动脉 VR 图（后面观）

右侧大脑前动脉

基底动脉

右侧颈外动脉

右侧锁骨下动脉

左侧大脑中动脉

左侧颈内动脉

左侧颈总动脉

左侧椎动脉

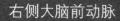
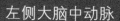

头颈部动脉 MIP 图（正面观）

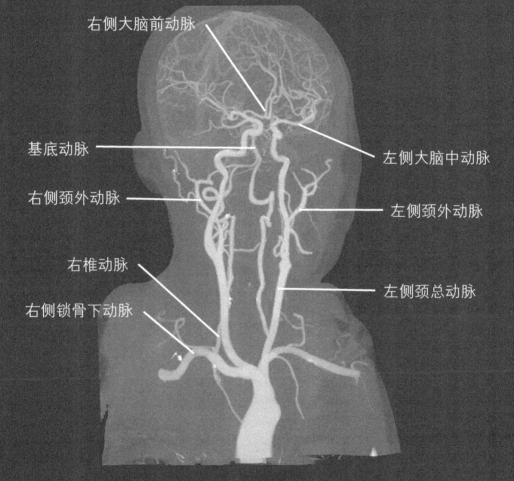

右侧大脑前动脉

基底动脉

右侧颈外动脉

右椎动脉

右侧锁骨下动脉

左侧大脑中动脉

左侧颈外动脉

左侧颈总动脉

头颈部动脉 MIP 图（右斜位观）

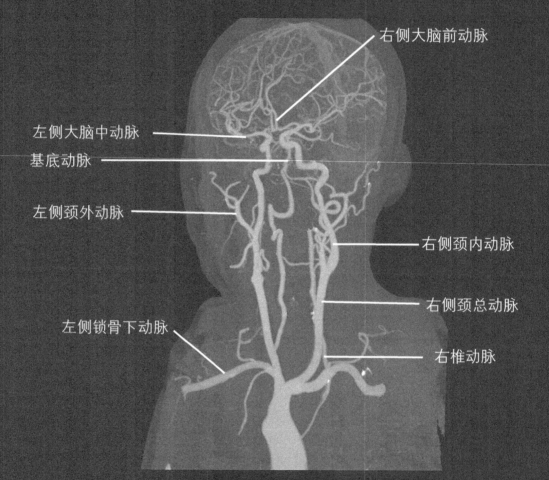

右侧大脑前动脉

左侧大脑中动脉

基底动脉

左侧颈外动脉

右侧颈内动脉

右侧颈总动脉

左侧锁骨下动脉

右椎动脉

头颈部动脉 MIP 图（左斜位观）

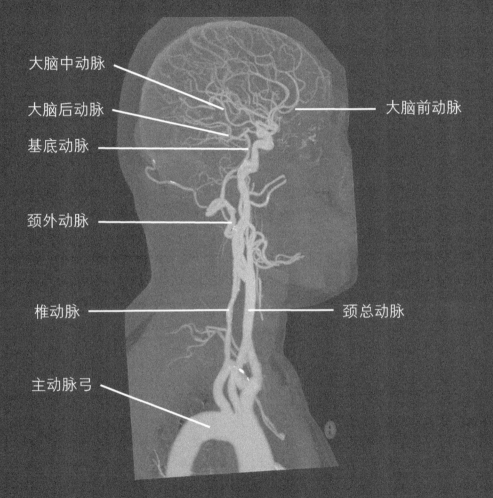

大脑中动脉

大脑后动脉

基底动脉

颈外动脉

椎动脉

主动脉弓

大脑前动脉

颈总动脉

头颈部动脉 MIP 图（侧面观）

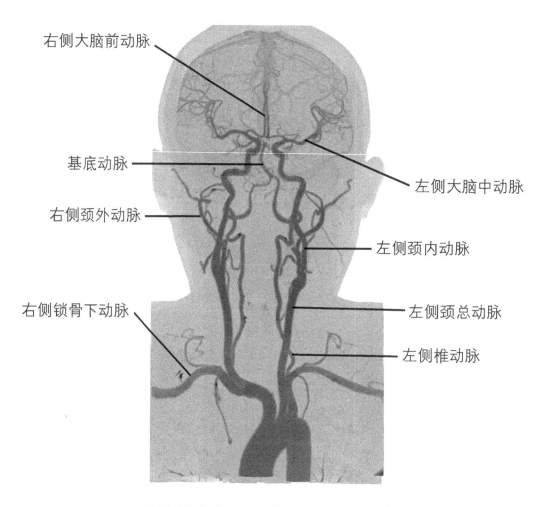

右侧大脑前动脉

基底动脉

右侧颈外动脉

右侧锁骨下动脉

左侧大脑中动脉

左侧颈内动脉

左侧颈总动脉

左侧椎动脉

头颈部动脉 MIP 反相图（正面观）

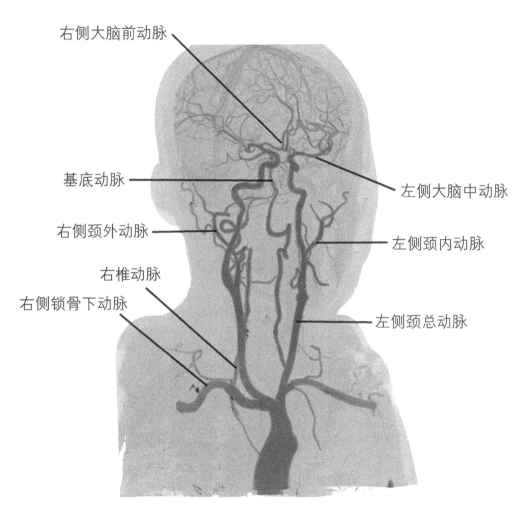

右侧大脑前动脉

基底动脉

右侧颈外动脉

右椎动脉

右侧锁骨下动脉

左侧大脑中动脉

左侧颈内动脉

左侧颈总动脉

头颈部动脉 MIP 反相图（右斜位观）

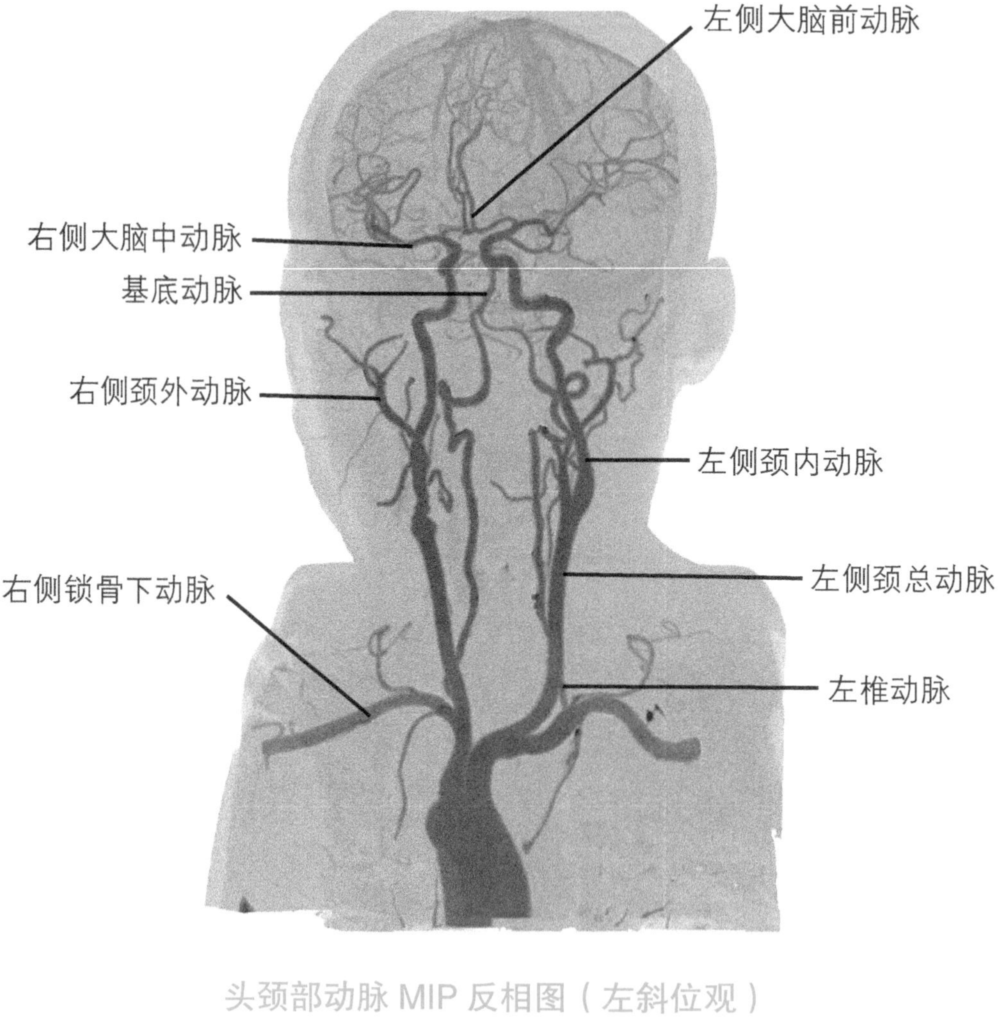

左侧大脑前动脉

右侧大脑中动脉

基底动脉

右侧颈外动脉

左侧颈内动脉

右侧锁骨下动脉

左侧颈总动脉

左椎动脉

头颈部动脉 MIP 反相图（左斜位观）

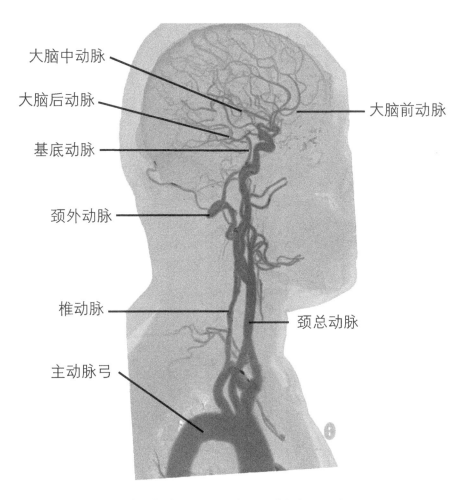

大脑中动脉

大脑后动脉

基底动脉

颈外动脉

椎动脉

主动脉弓

大脑前动脉

颈总动脉

头颈部动脉 MIP 反相图（侧面观）

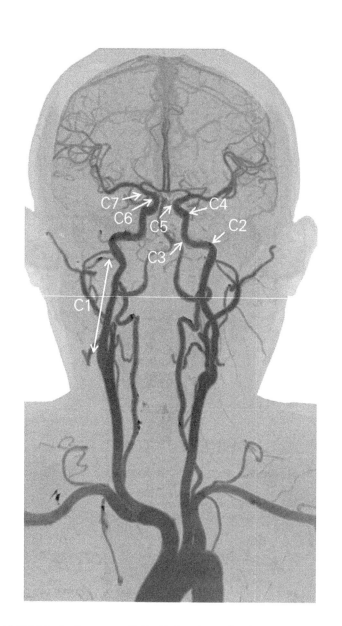

头颈部动脉 MIP 成像分段（颈内动脉前后位）

注：C1—颈段；C2—岩段；C3—破裂孔；C4—海绵窦段；
C5—床突段；C6—眼段；C7—交通段。

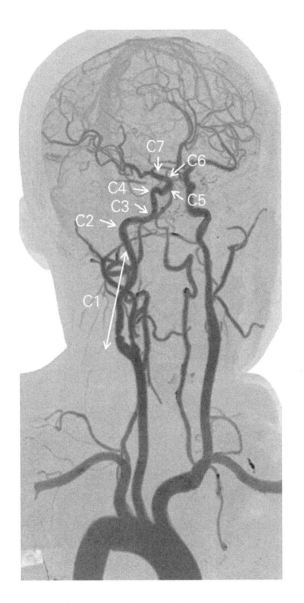

头颈部动脉 MIP 成像分段（颈内动脉斜位）

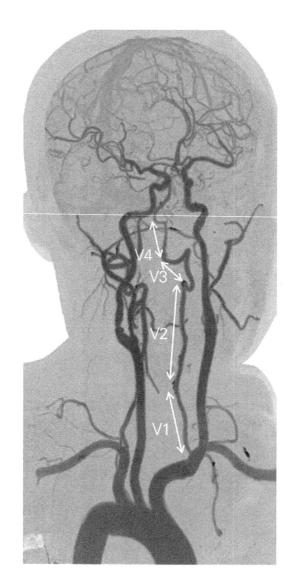

头颈部动脉 MIP 成像分段（椎动脉斜位）

注：V1—颈段；V2—椎骨段；V3—枕段；V4—颅内段。

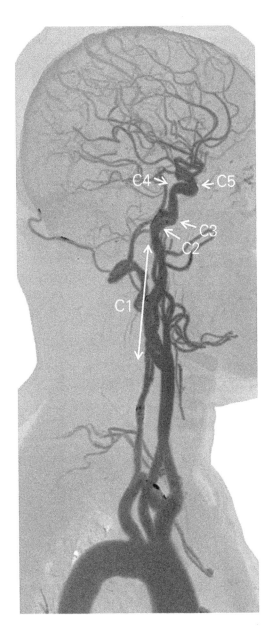

头颈部动脉 MIP 成像分段（颈内动脉侧位）

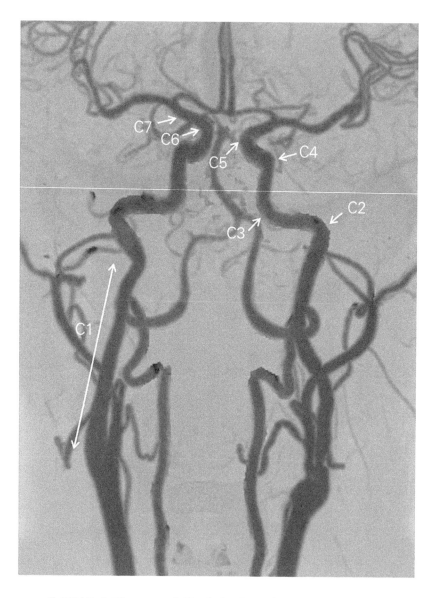

头颈部动脉 MIP 成像分段（颈内动脉前后位）

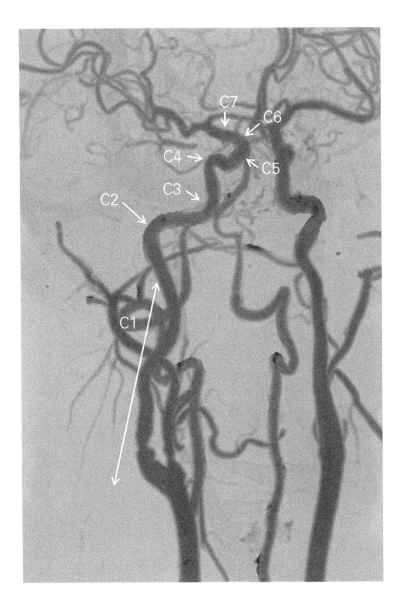

头颈部动脉 MIP 成像分段（颈内动脉斜位）

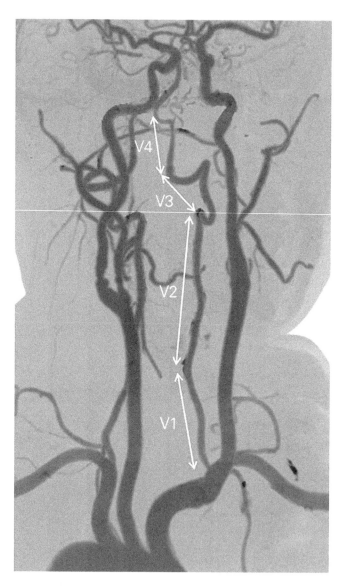

头颈部动脉 MIP 成像分段（椎动脉斜位）

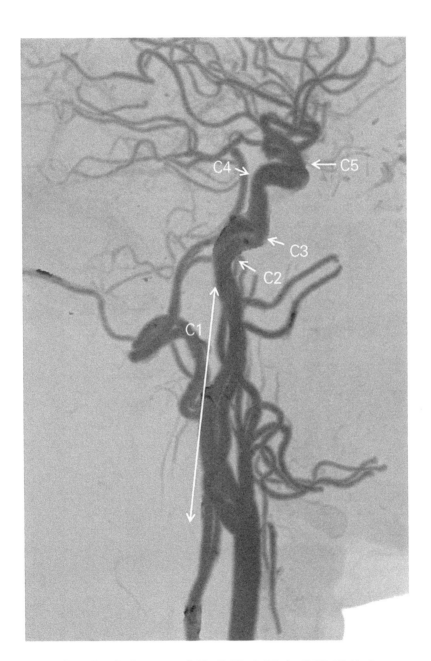

头颈部动脉 MIP 成像分段（颈内动脉侧位）

三、头颈部静脉

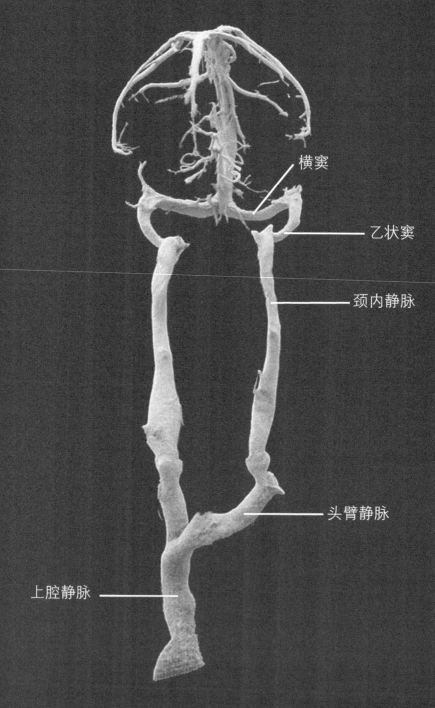

横窦

乙状窦

颈内静脉

头臂静脉

上腔静脉

头颈部静脉 VR 图（正面观）

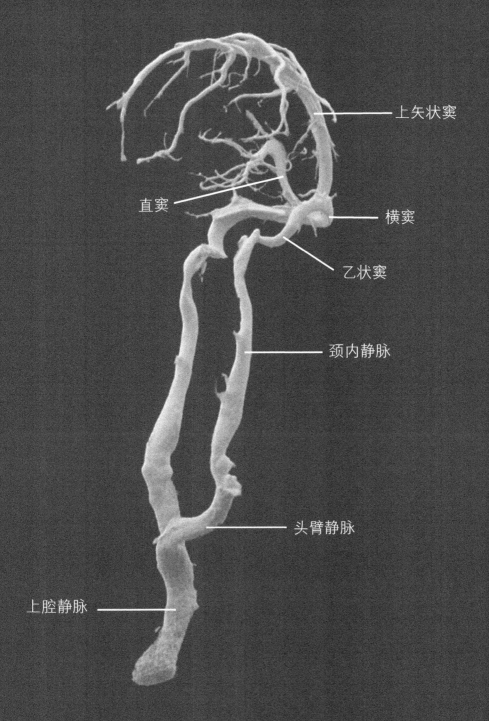

上矢状窦

直窦

横窦

乙状窦

颈内静脉

头臂静脉

上腔静脉

头颈部静脉 VR 图（斜位观）

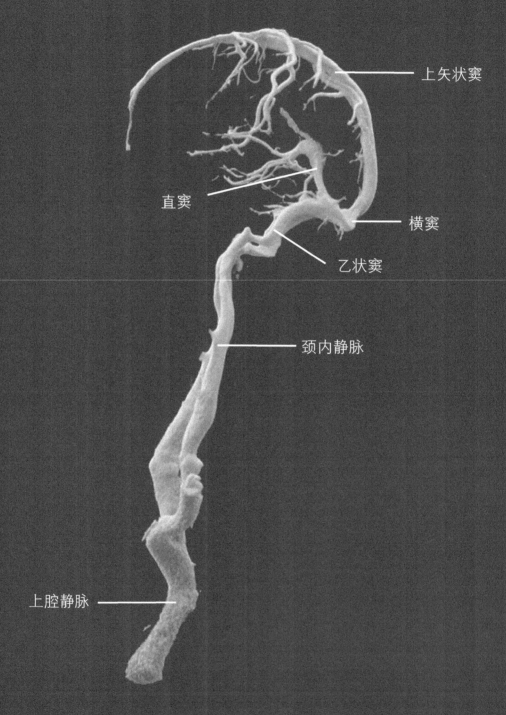

上矢状窦

直窦

横窦

乙状窦

颈内静脉

上腔静脉

头颈部静脉血管 VR 图（侧面观）

四、冠状动脉

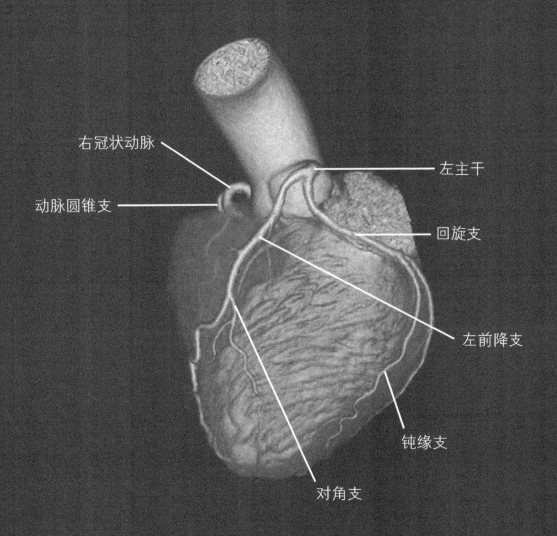

右冠状动脉

动脉圆锥支

左主干

回旋支

左前降支

钝缘支

对角支

冠状动脉 VR 图（左前斜位）1

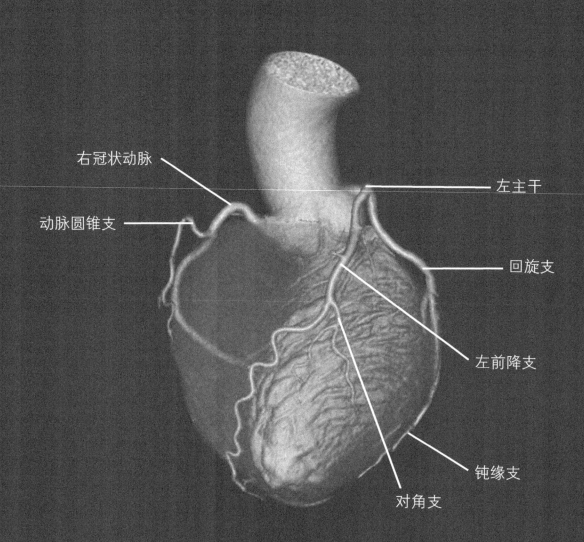

右冠状动脉

动脉圆锥支

左主干

回旋支

左前降支

钝缘支

对角支

冠状动脉 VR 图（左前斜位）2

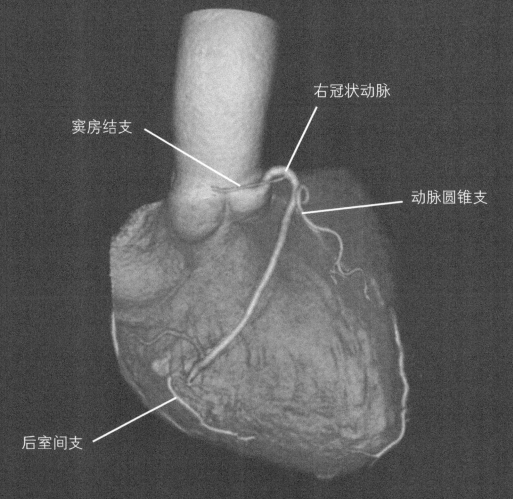

窦房结支

右冠状动脉

动脉圆锥支

后室间支

冠状动脉 VR 图（右前斜位）

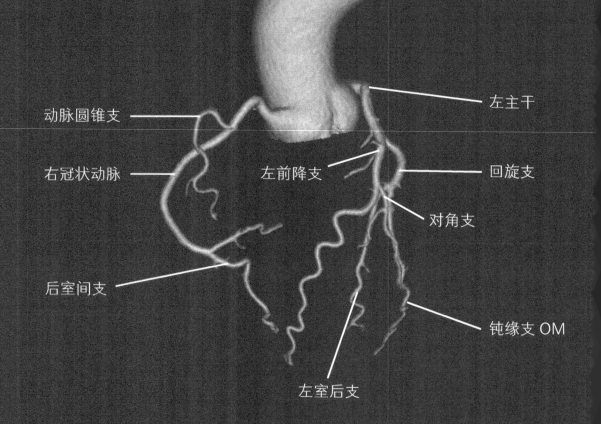

动脉圆锥支

右冠状动脉

左前降支

后室间支

左室后支

左主干

回旋支

对角支

钝缘支 OM

冠状动脉树 VR 图（左前斜位）1

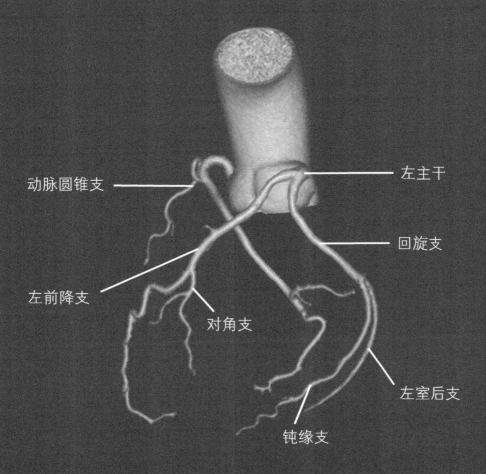

动脉圆锥支

左主干

左前降支

回旋支

对角支

左室后支

钝缘支

冠状动脉树 VR 图（左前斜位）2

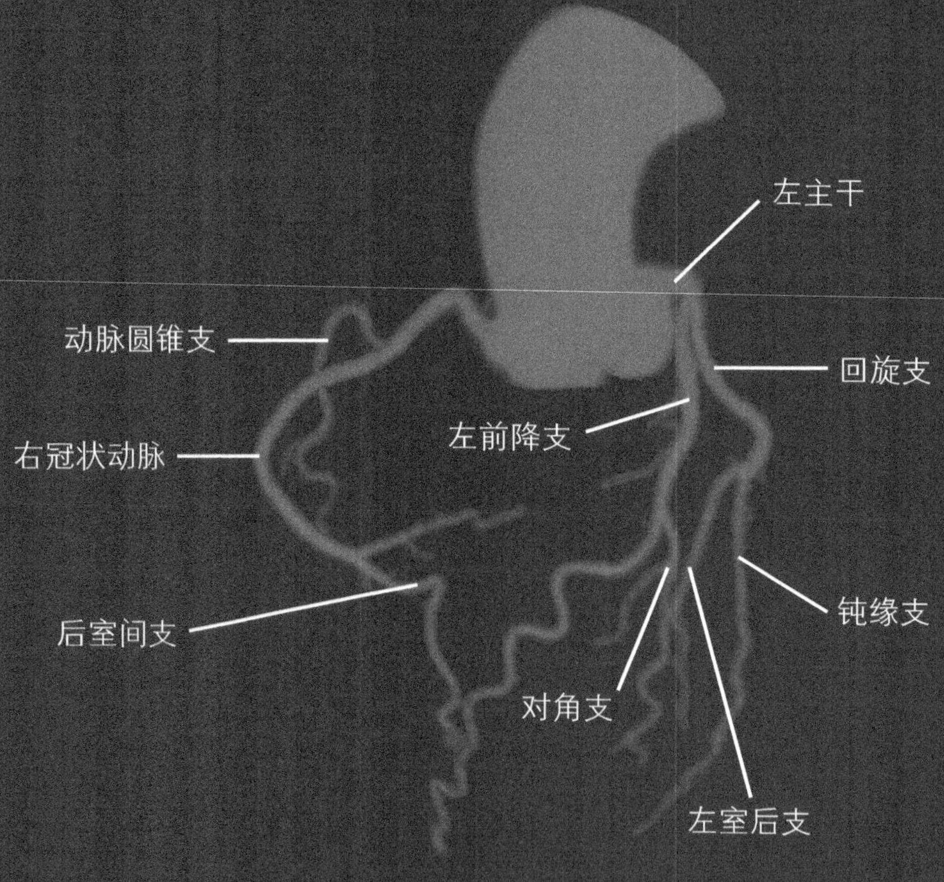

左主干

动脉圆锥支

回旋支

右冠状动脉

左前降支

后室间支

钝缘支

对角支

左室后支

冠状动脉树 MIP 图 1

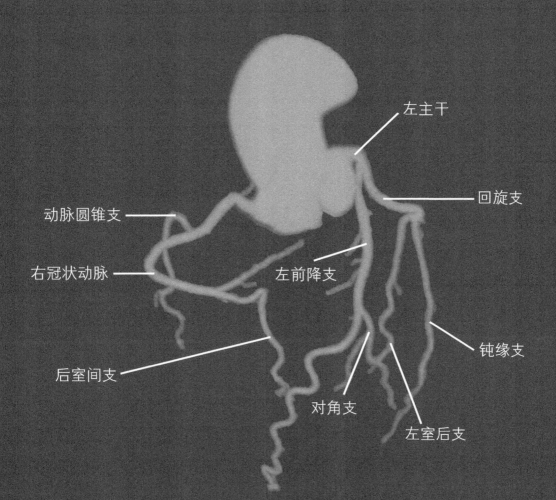

左主干

回旋支

动脉圆锥支

左前降支

右冠状动脉

钝缘支

后室间支

对角支

左室后支

冠状动脉树 MIP 图 2

五、肺动脉

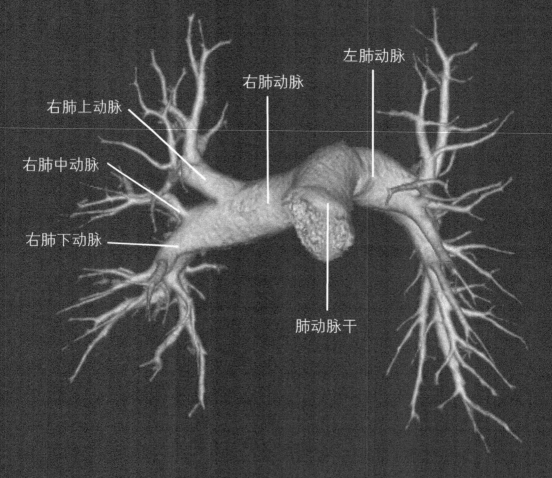

右肺上动脉

右肺中动脉

右肺下动脉

右肺动脉

左肺动脉

肺动脉干

肺动脉 VR 图

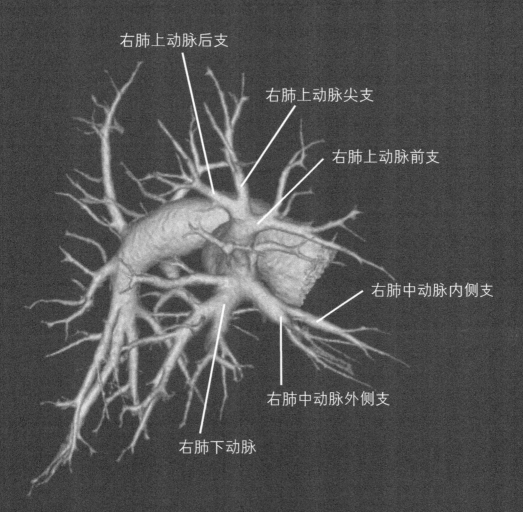

右肺上动脉后支

右肺上动脉尖支

右肺上动脉前支

右肺中动脉内侧支

右肺中动脉外侧支

右肺下动脉

右肺动脉 VR 图 1

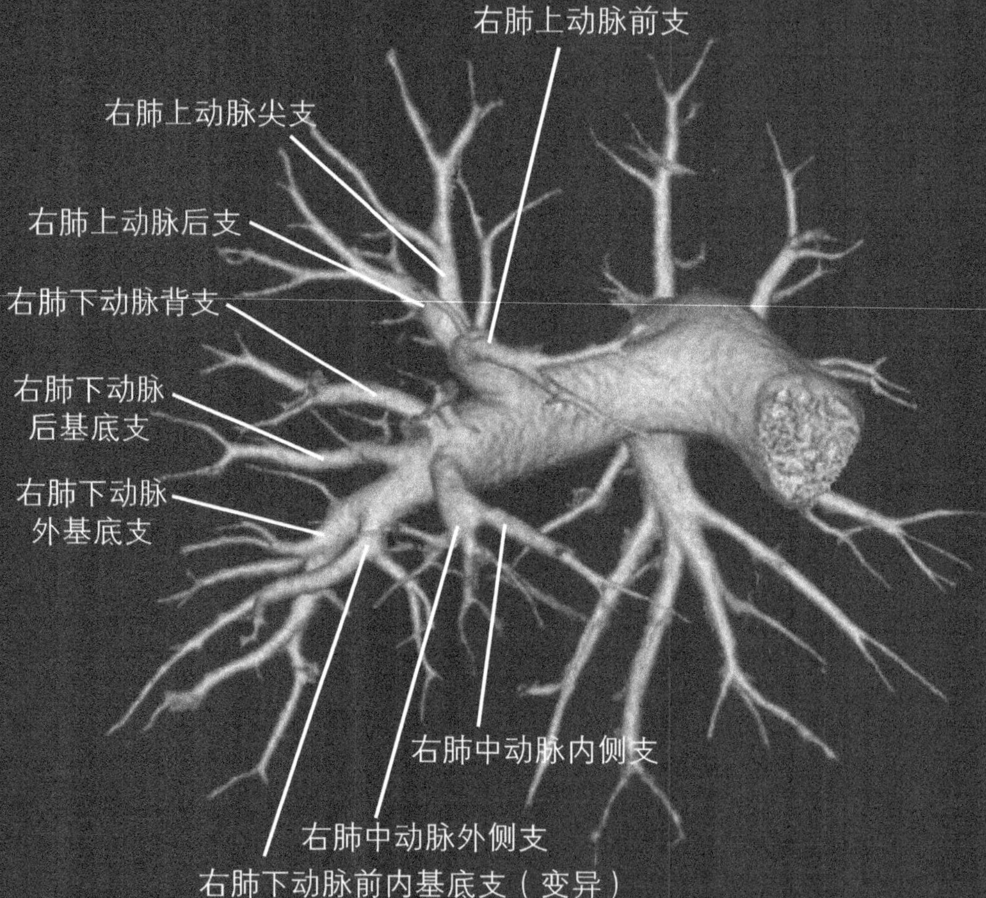

右肺上动脉前支

右肺上动脉尖支

右肺上动脉后支

右肺下动脉背支

右肺下动脉
后基底支

右肺下动脉
外基底支

右肺中动脉内侧支

右肺中动脉外侧支

右肺下动脉前内基底支（变异）

右肺动脉 VR 图 2

左肺上动脉前支

左肺上叶尖后支（变异，由左肺下动脉发出）

左肺上动脉上舌支

左肺上动脉下舌支

左肺下动脉背支

左肺下动脉后基底支

左肺下动脉内基底支

左肺下动脉前基底支

左肺下动脉外基底支

左肺动脉 VR 图 1

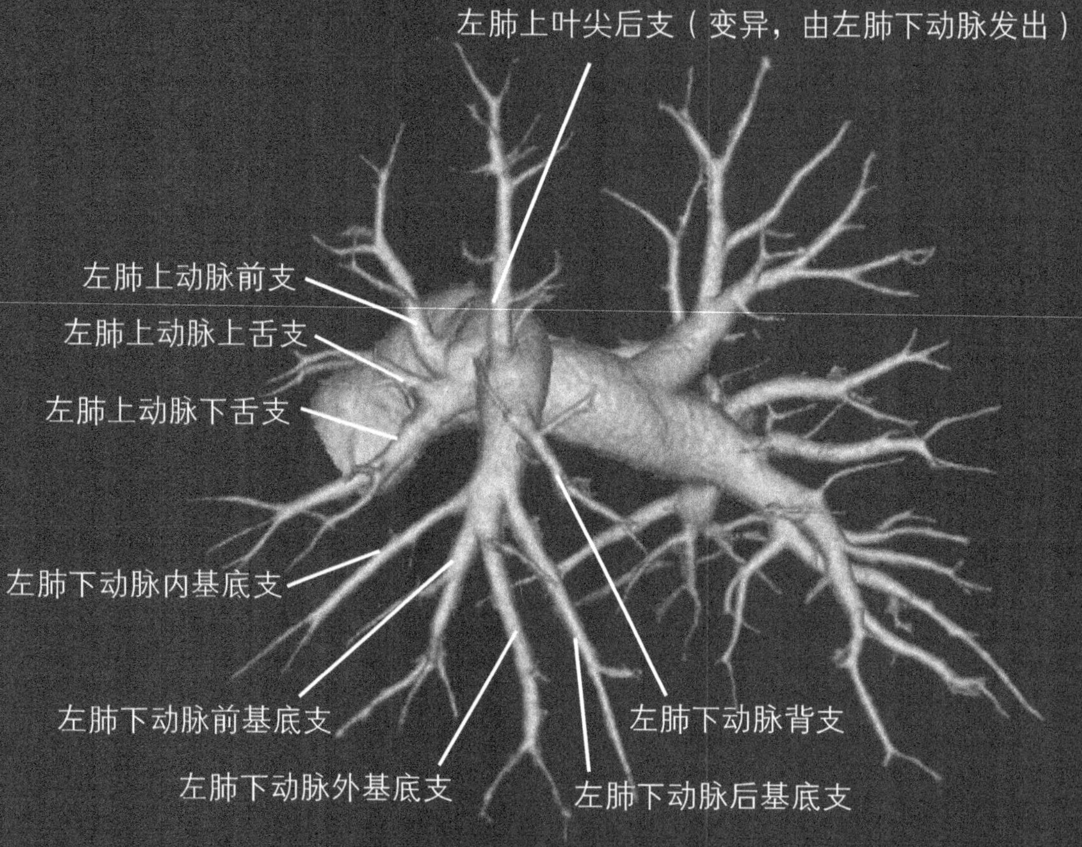

左肺上叶尖后支（变异，由左肺下动脉发出）

左肺上动脉前支

左肺上动脉上舌支

左肺上动脉下舌支

左肺下动脉内基底支

左肺下动脉前基底支

左肺下动脉外基底支

左肺下动脉后基底支

左肺下动脉背支

左肺动脉 VR 图 2

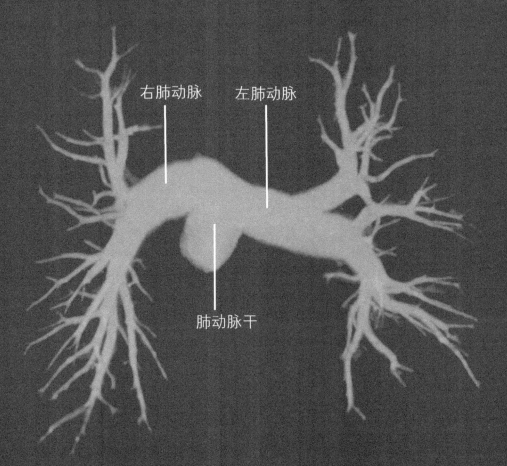

右肺动脉　　左肺动脉

肺动脉干

肺动脉 MIP 图

六、肺静脉

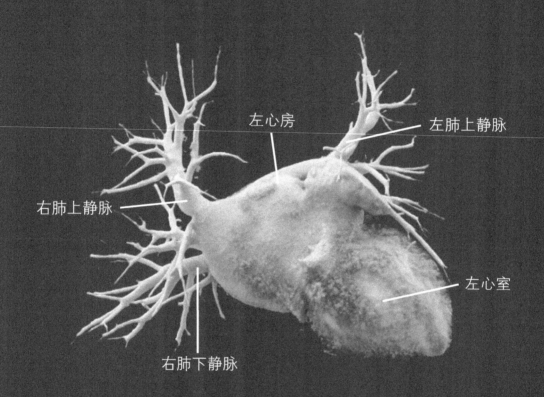

左心房

左肺上静脉

右肺上静脉

左心室

右肺下静脉

肺静脉 VR 图（前面观）

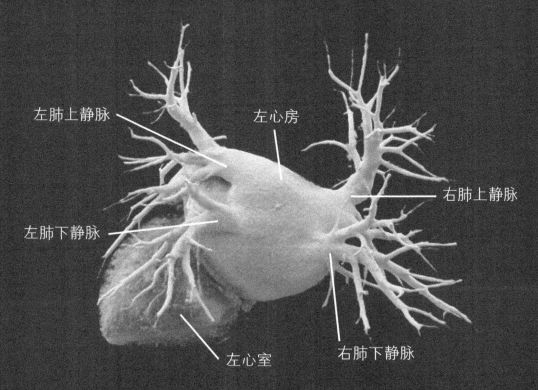

左肺上静脉

左心房

右肺上静脉

左肺下静脉

左心室

右肺下静脉

肺静脉 VR 图（背面观）1

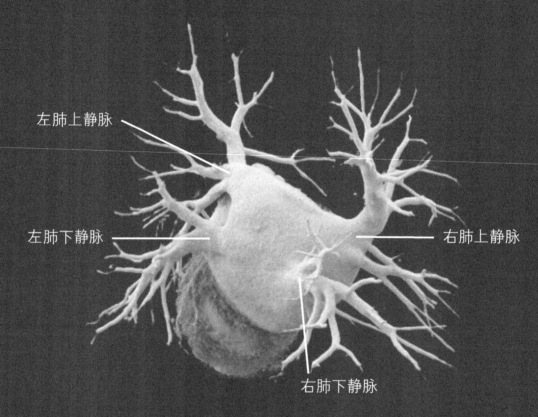

左肺上静脉

左肺下静脉

右肺上静脉

右肺下静脉

肺静脉 VR 图（背面观）2

七、胸主动脉及肋间动脉

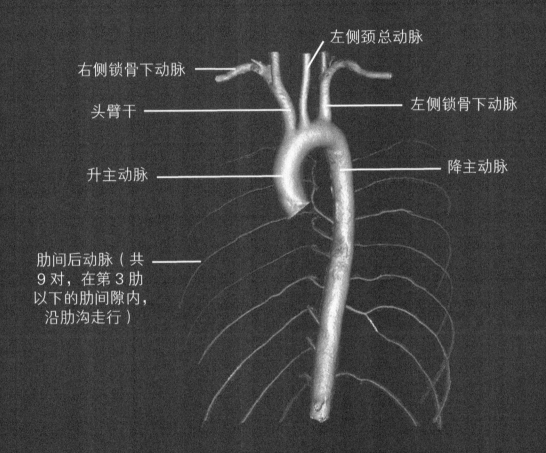

右侧锁骨下动脉

左侧颈总动脉

头臂干

左侧锁骨下动脉

升主动脉

降主动脉

肋间后动脉（共
9对，在第3肋
以下的肋间隙内，
沿肋沟走行）

胸主动脉及肋间动脉 VR 图（前面观）

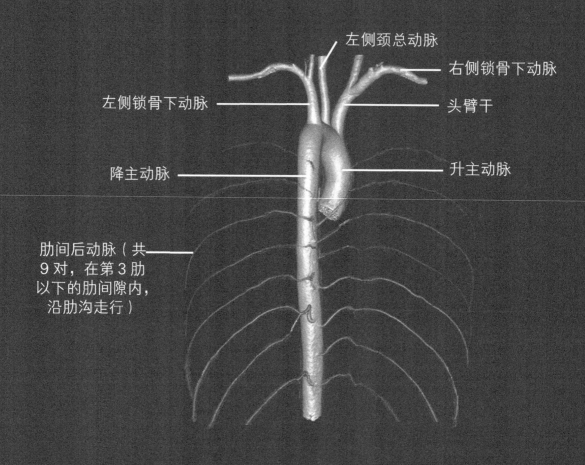

左侧颈总动脉

右侧锁骨下动脉

左侧锁骨下动脉

头臂干

降主动脉

升主动脉

肋间后动脉（共
9 对，在第 3 肋
以下的肋间隙内，
沿肋沟走行）

胸主动脉及肋间动脉 VR 图（后面观）

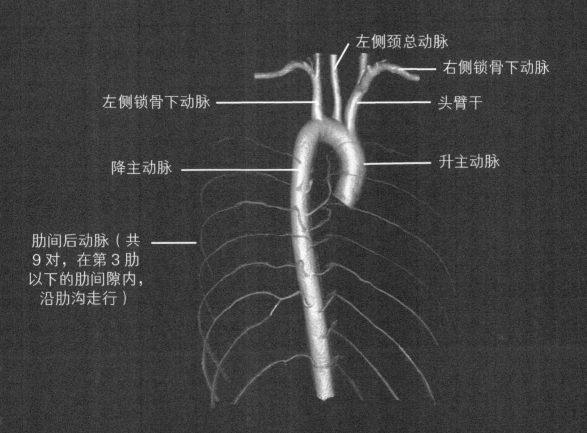

左侧颈总动脉

右侧锁骨下动脉

左侧锁骨下动脉

头臂干

降主动脉

升主动脉

肋间后动脉（共
9 对，在第 3 肋
以下的肋间隙内，
沿肋沟走行）

胸主动脉及肋间动脉 VR 图（后斜面观）

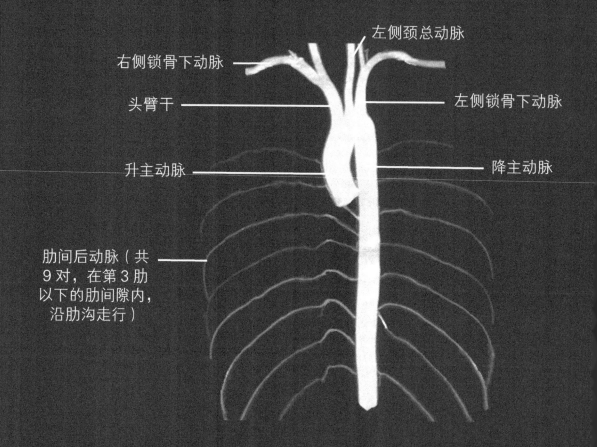

右侧锁骨下动脉

头臂干

升主动脉

肋间后动脉（共 9 对，在第 3 肋 以下的肋间隙内，沿肋沟走行）

左侧颈总动脉

左侧锁骨下动脉

降主动脉

胸主动脉及肋间动脉 MIP 图

八、肋间、腰动脉

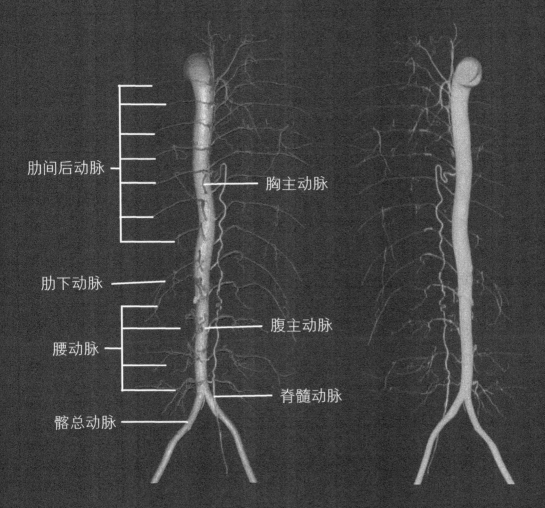

肋间后动脉

胸主动脉

肋下动脉

腰动脉

腹主动脉

脊髓动脉

髂总动脉

胸、腹、髂、肋间、腰、脊髓动脉 VR 图（后面观）

注：肋间后动脉共 9 对，在第 3 肋以下的肋间隙内，沿肋沟走行。
腰动脉共 4 对。

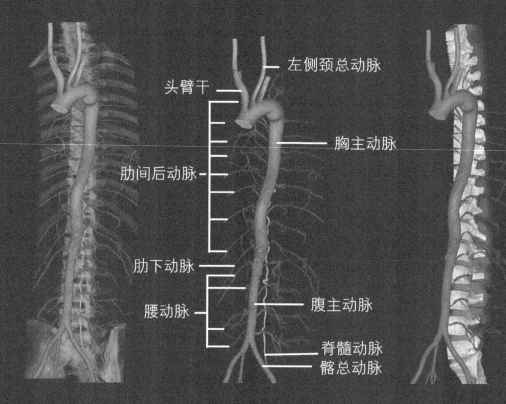

左侧颈总动脉

头臂干

胸主动脉

肋间后动脉

肋下动脉

腰动脉

腹主动脉

脊髓动脉

髂总动脉

胸、腹、髂、肋间、腰、脊髓动脉 VR 图（斜位观）

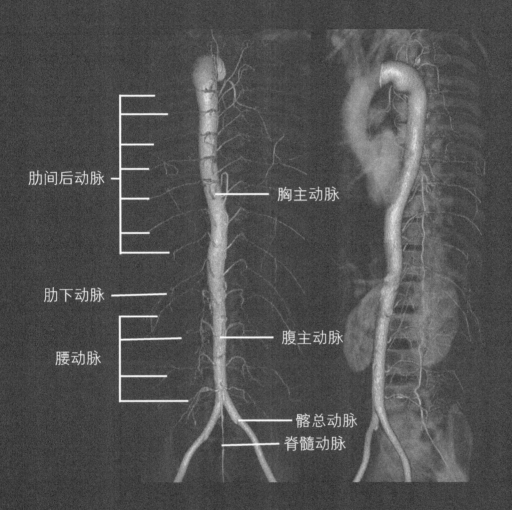

肋间后动脉

肋下动脉

腰动脉

胸主动脉

腹主动脉

髂总动脉

脊髓动脉

胸、腹、髂、肋间、腰、脊髓动脉 VR 图（背面观、斜位观）

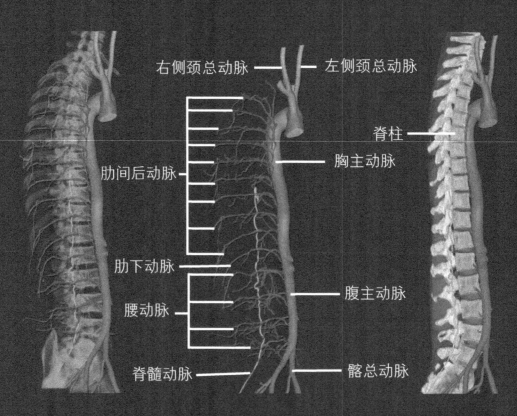

右侧颈总动脉 —— —— 左侧颈总动脉

脊柱 ——

胸主动脉

肋间后动脉 ——

肋下动脉 ——

腹主动脉

腰动脉 ——

脊髓动脉 ——

髂总动脉

胸、腹、髂、肋间、腰、脊髓动脉 VR 图（侧位观）

九、支气管动脉

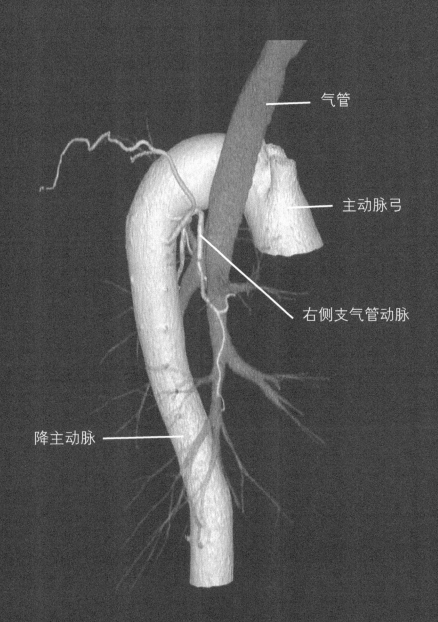

气管

主动脉弓

右侧支气管动脉

降主动脉

支气管动脉 VR 图（斜位观）1

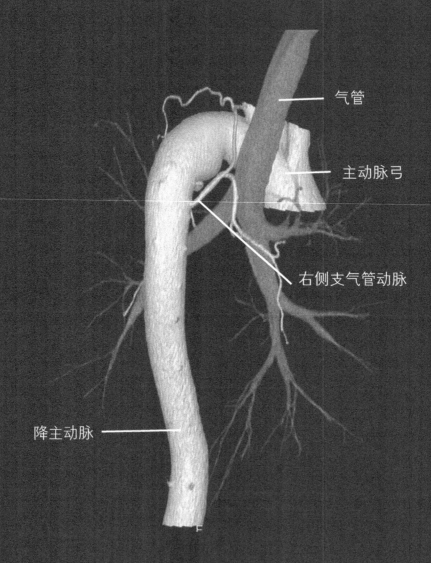

气管

主动脉弓

右侧支气管动脉

降主动脉

支气管动脉 VR 图（斜位观）2

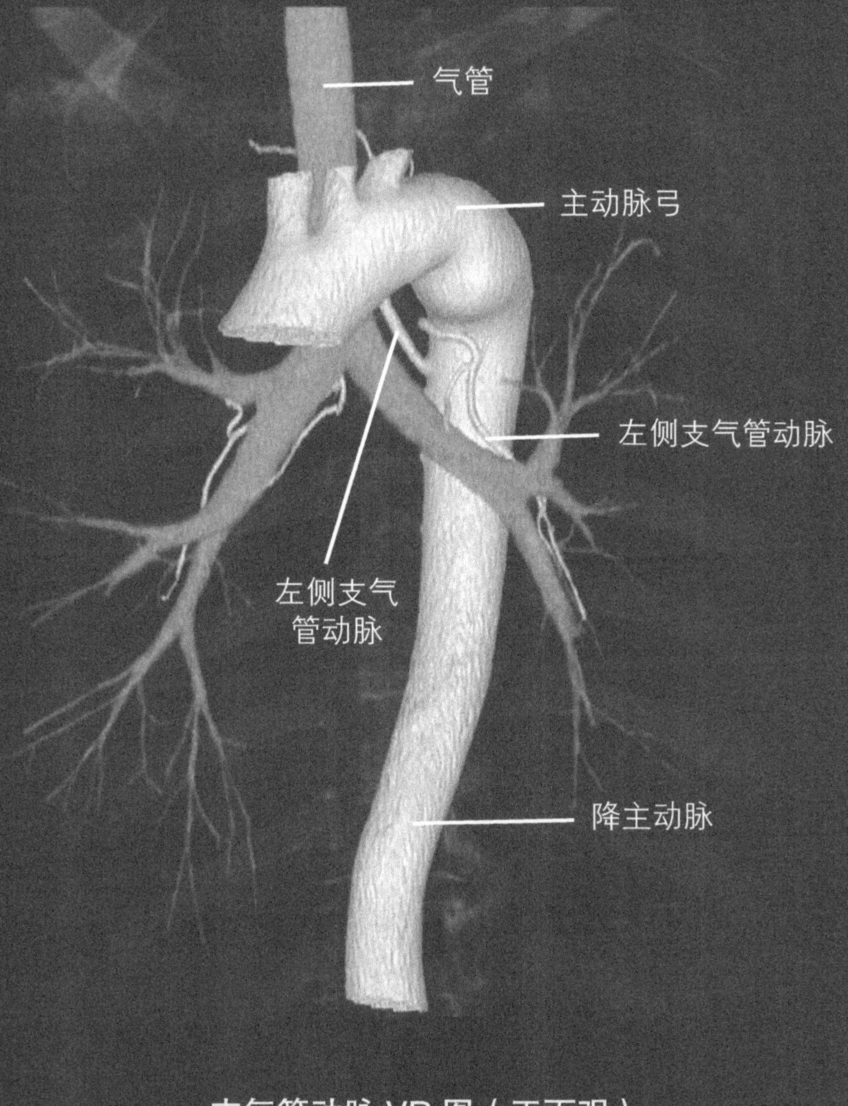

气管

主动脉弓

左侧支气管动脉

左侧支气
管动脉

降主动脉

支气管动脉 VR 图（正面观）

十、腹部动脉

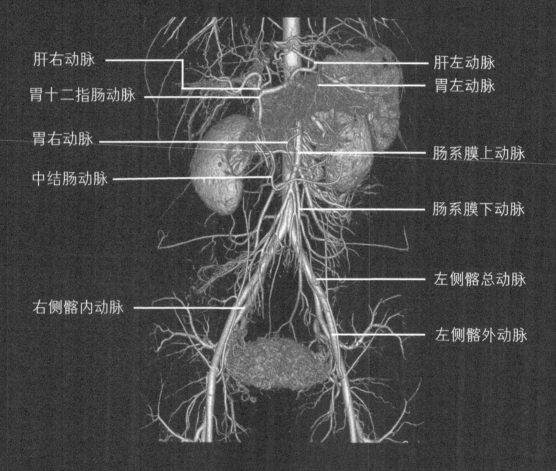

肝右动脉

胃十二指肠动脉

胃右动脉

中结肠动脉

右侧髂内动脉

肝左动脉

胃左动脉

肠系膜上动脉

肠系膜下动脉

左侧髂总动脉

左侧髂外动脉

腹部动脉 VR 图（正面观）

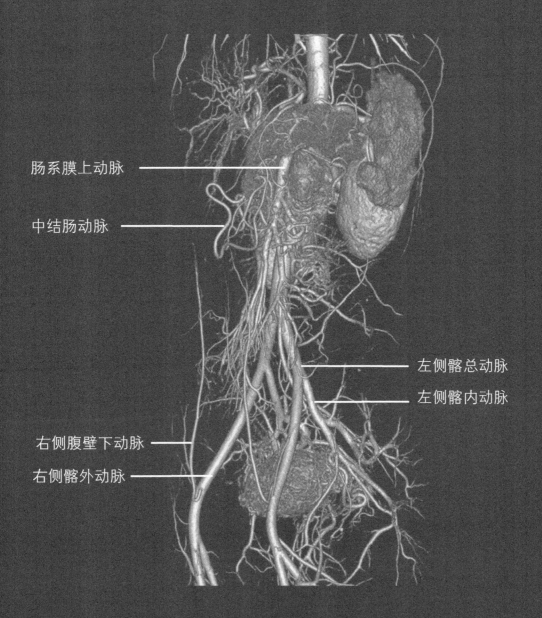

肠系膜上动脉

中结肠动脉

左侧髂总动脉

左侧髂内动脉

右侧腹壁下动脉

右侧髂外动脉

腹部动脉 VR 图（斜位观）

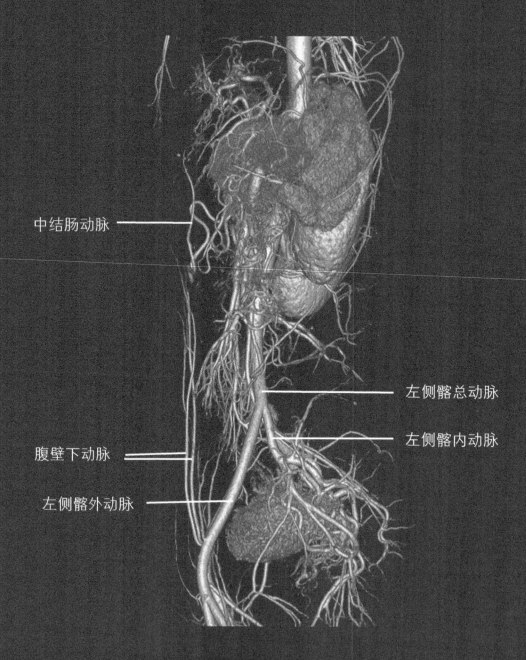

中结肠动脉

左侧髂总动脉

左侧髂内动脉

腹壁下动脉

左侧髂外动脉

腹部动脉 VR 图（侧面观）

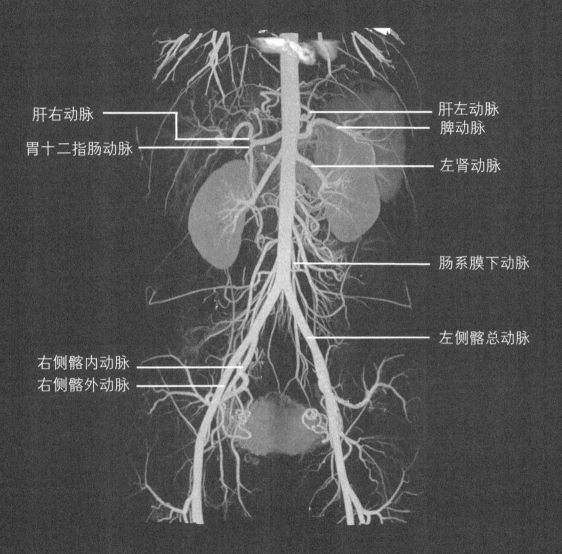

肝右动脉

胃十二指肠动脉

肝左动脉
脾动脉

左肾动脉

肠系膜下动脉

左侧髂总动脉

右侧髂内动脉
右侧髂外动脉

腹部动脉 MIP 图（正面观）

注：肝动脉变异。

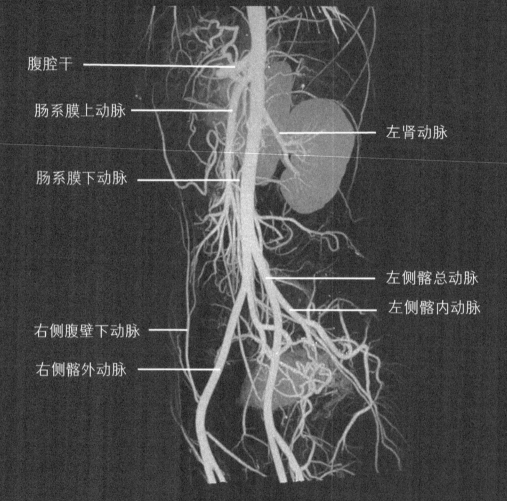

腹腔干

肠系膜上动脉

左肾动脉

肠系膜下动脉

左侧髂总动脉

左侧髂内动脉

右侧腹壁下动脉

右侧髂外动脉

腹部动脉 MIP 图（斜位观）

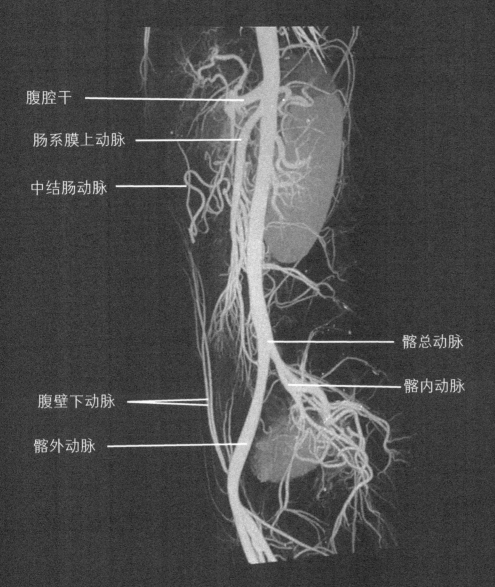

腹腔干

肠系膜上动脉

中结肠动脉

髂总动脉

髂内动脉

腹壁下动脉

髂外动脉

腹部动脉 MIP 图（侧面观）

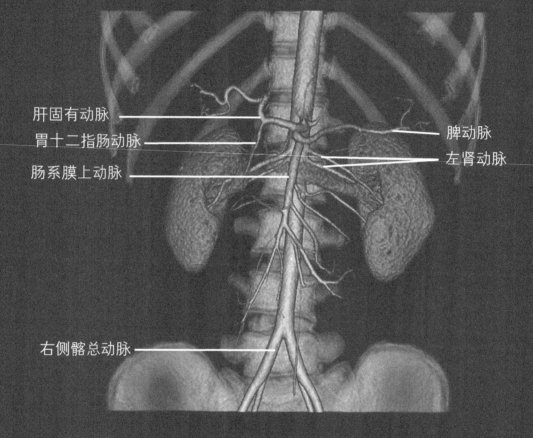

肝固有动脉

胃十二指肠动脉

肠系膜上动脉

脾动脉

左肾动脉

右侧髂总动脉

中腹部动脉 VR 图（带透明骨正面观）

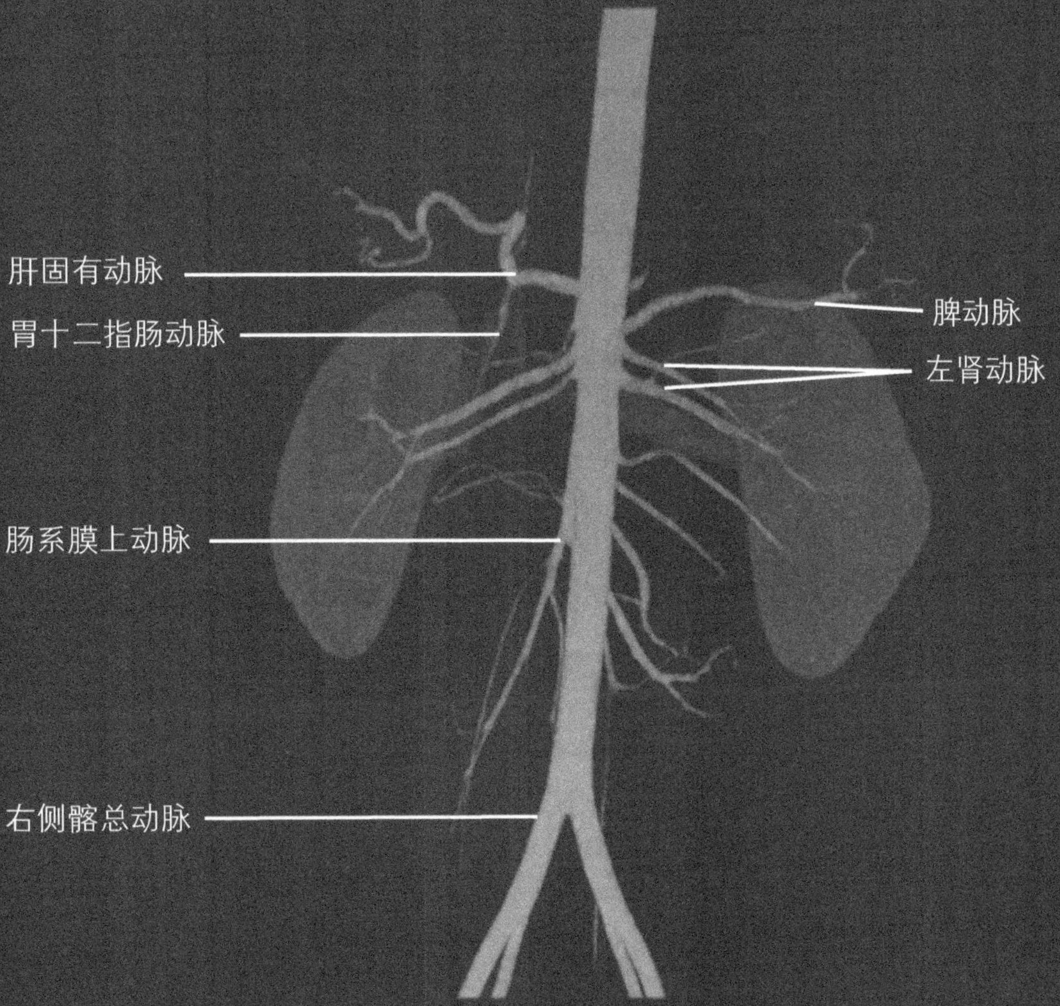

肝固有动脉

胃十二指肠动脉

脾动脉

左肾动脉

肠系膜上动脉

右侧髂总动脉

中腹部动脉 MIP 图（正面观）

十一、肾脏动脉

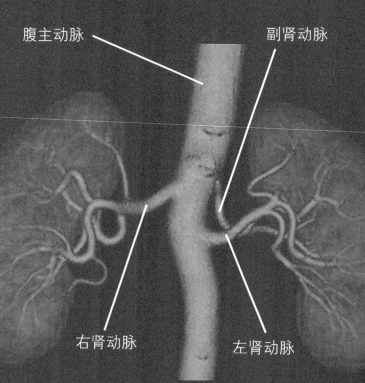

腹主动脉　　　　　副肾动脉

右肾动脉　　　　　左肾动脉

肾脏动脉 VR 图（正面观）

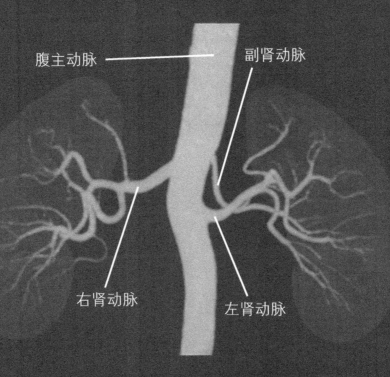

肾脏动脉 MIP 图

十二、肝脏动脉

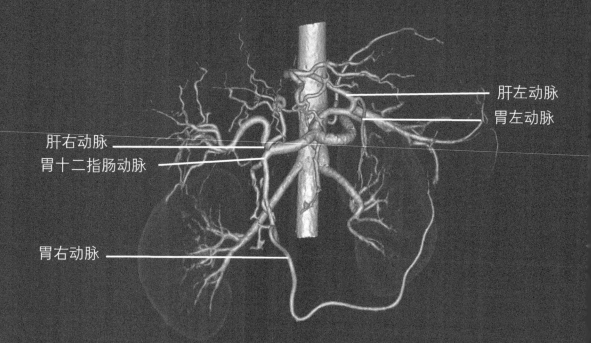

肝左动脉

胃左动脉

肝右动脉

胃十二指肠动脉

胃右动脉

腹腔干分支 VR 图（正面观）

十三、肝门静脉

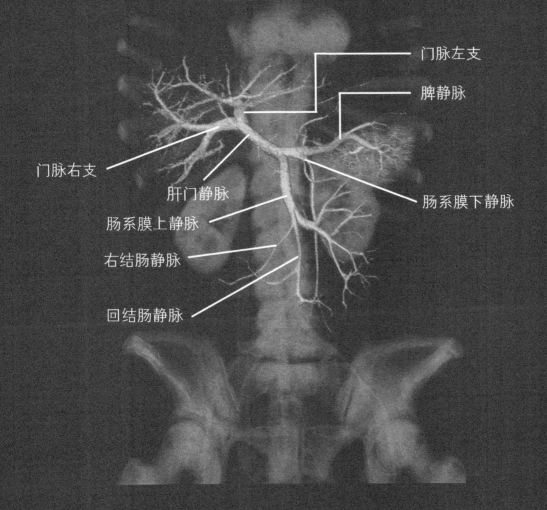

门脉左支

脾静脉

门脉右支

肝门静脉

肠系膜上静脉

右结肠静脉

回结肠静脉

肠系膜下静脉

肝门静脉 VR 图（带透明骨正面观）

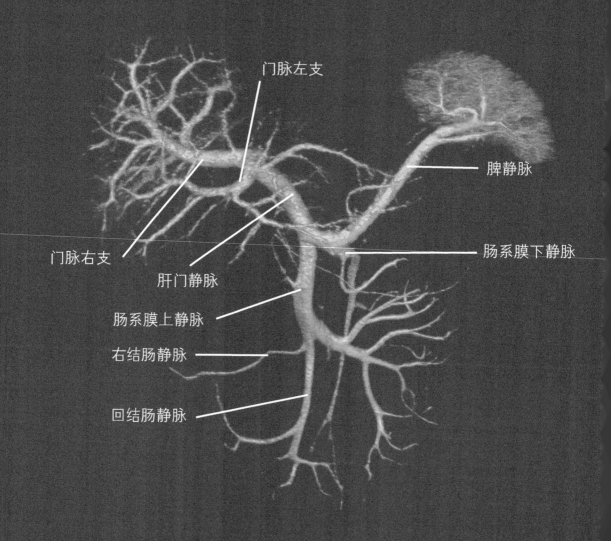

门脉左支

脾静脉

门脉右支

肝门静脉

肠系膜下静脉

肠系膜上静脉

右结肠静脉

回结肠静脉

肝门静脉 VR 图（正面观）

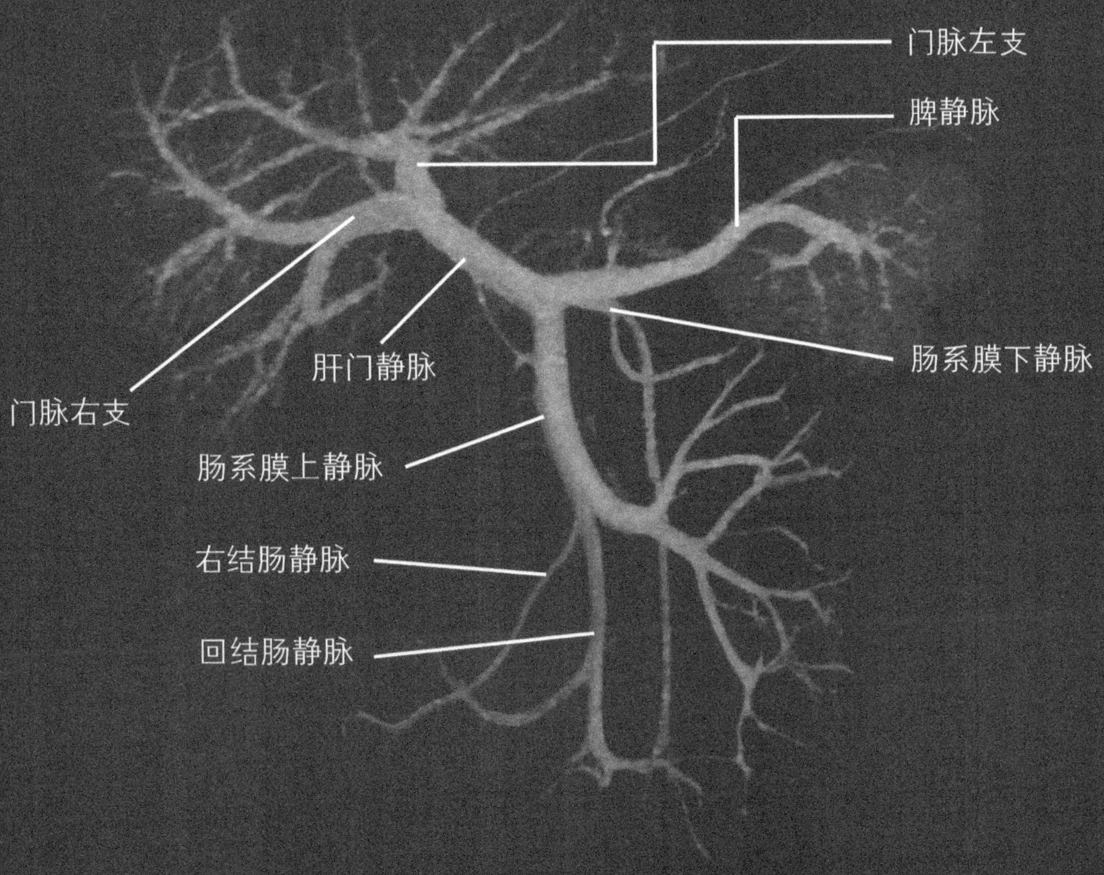

门脉左支

脾静脉

门脉右支

肝门静脉

肠系膜下静脉

肠系膜上静脉

右结肠静脉

回结肠静脉

肝门静脉 MIP 图

十四、肝脏静脉

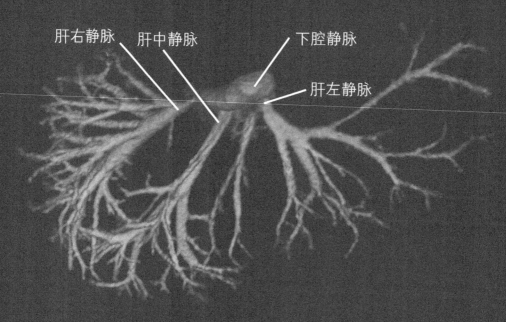

肝脏静脉 VR 图 1

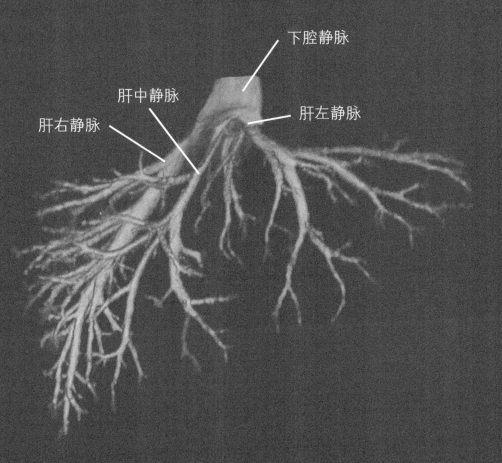

下腔静脉

肝中静脉

肝左静脉

肝右静脉

肝脏静脉 VR 图 2

肝脏静脉 MIP 图

十五、肠道动脉

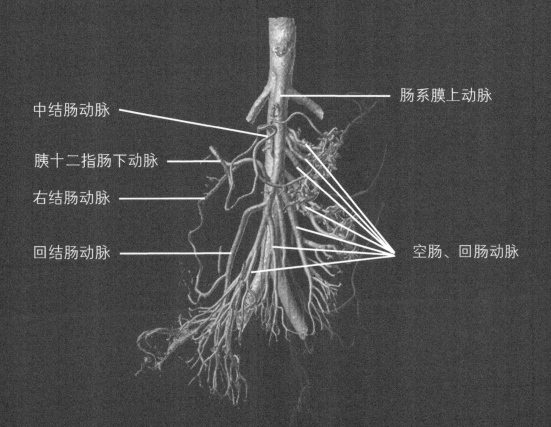

中结肠动脉

胰十二指肠下动脉

右结肠动脉

回结肠动脉

肠系膜上动脉

空肠、回肠动脉

部分肠道动脉 VR 图

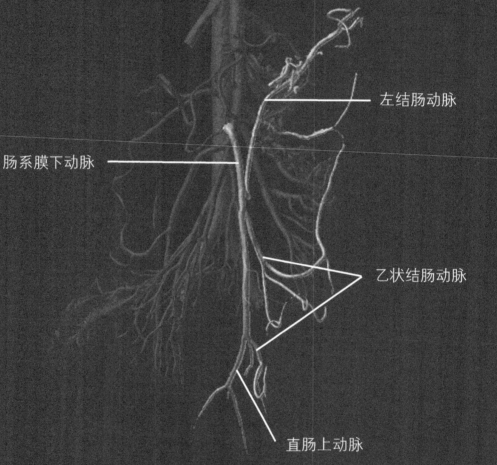

左结肠动脉

肠系膜下动脉

乙状结肠动脉

直肠上动脉

部分肠道动脉 VR 图（融合图）

十六、盆腔动脉（女）

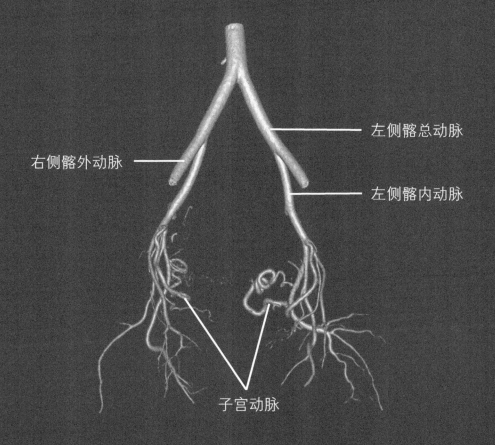

右侧髂外动脉 —— 左侧髂总动脉

左侧髂内动脉

子宫动脉

盆腔动脉 VR 图

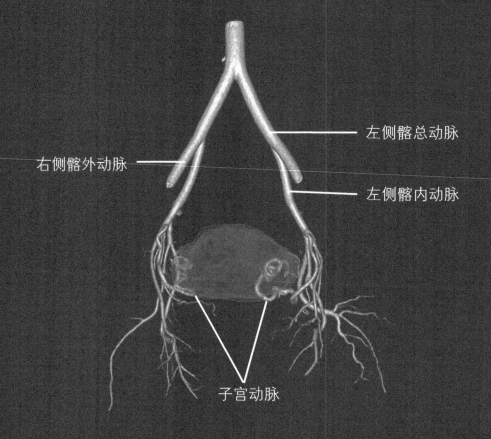

右侧髂外动脉

左侧髂总动脉

左侧髂内动脉

子宫动脉

盆腔动脉 VR 图（子宫透明图）

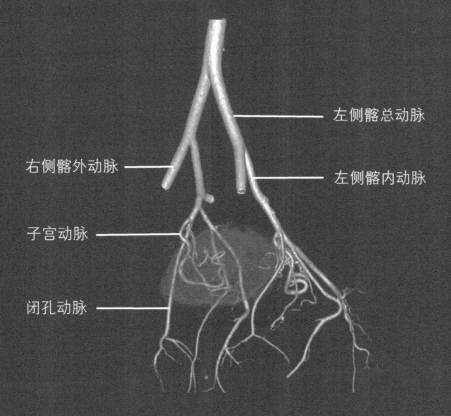

右侧髂外动脉 —————

子宫动脉 —————

闭孔动脉 —————

————— 左侧髂总动脉

————— 左侧髂内动脉

盆腔动脉 VR 图（斜位图）

十七、下肢动脉

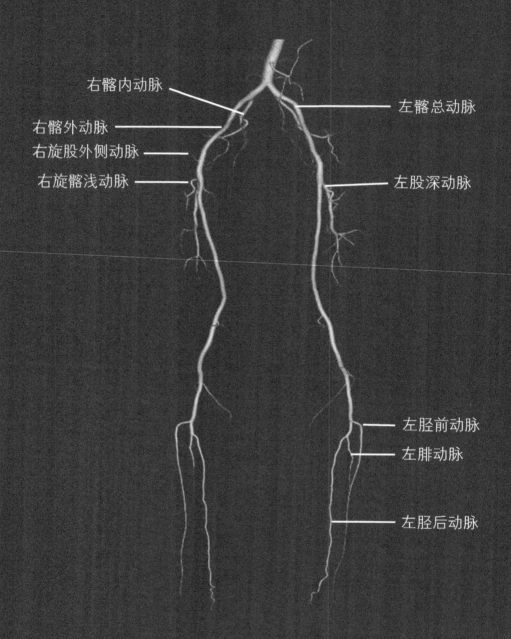

右髂内动脉

左髂总动脉

右髂外动脉

右旋股外侧动脉

左股深动脉

右旋髂浅动脉

左胫前动脉

左腓动脉

左胫后动脉

下肢动脉 VR 图

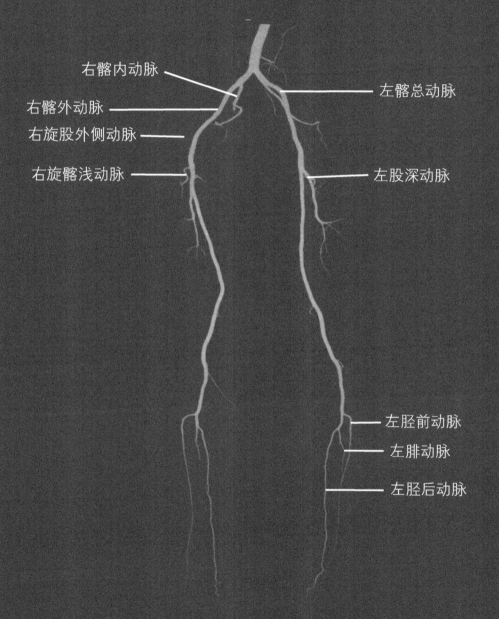

右髂内动脉

右髂外动脉

右旋股外侧动脉

右旋髂浅动脉

左髂总动脉

左股深动脉

左胫前动脉

左腓动脉

左胫后动脉

下肢动脉 MIP 图

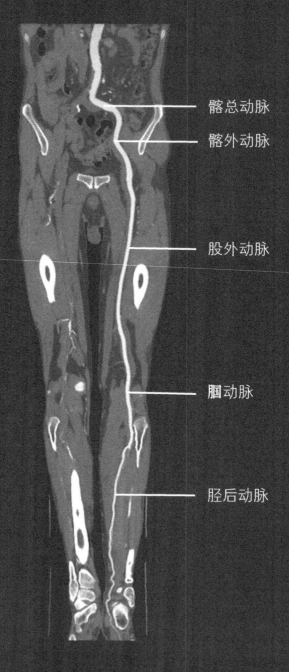

髂总动脉

髂外动脉

股外动脉

腘动脉

胫后动脉

下肢动脉 CPR 图 1

注：CPR 为曲面重建。

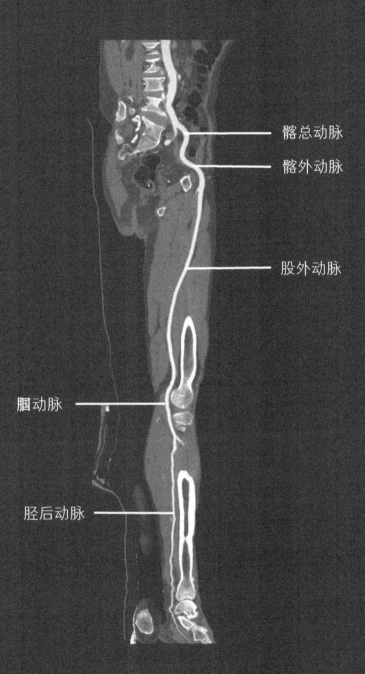

髂总动脉

髂外动脉

股外动脉

腘动脉

胫后动脉

下肢动脉 CPR 图 2

十八、足部动脉

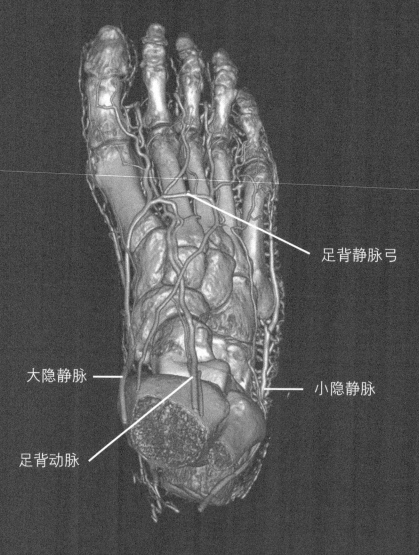

足背静脉弓

大隐静脉

小隐静脉

足背动脉

足部动脉 VR 图

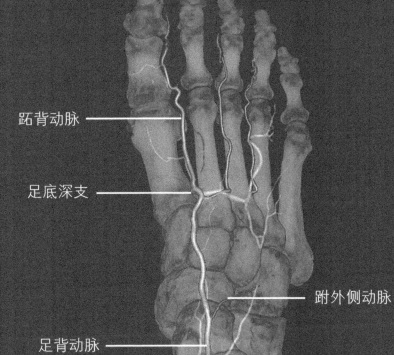

跖背动脉

足底深支

跗外侧动脉

足背动脉

足部动脉 VR 图（正面透明图）

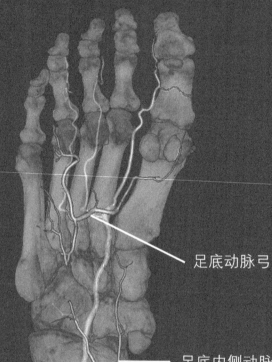

足底动脉弓

足底内侧动脉

足底外侧动脉

足部动脉 VR 图（底面透明图）

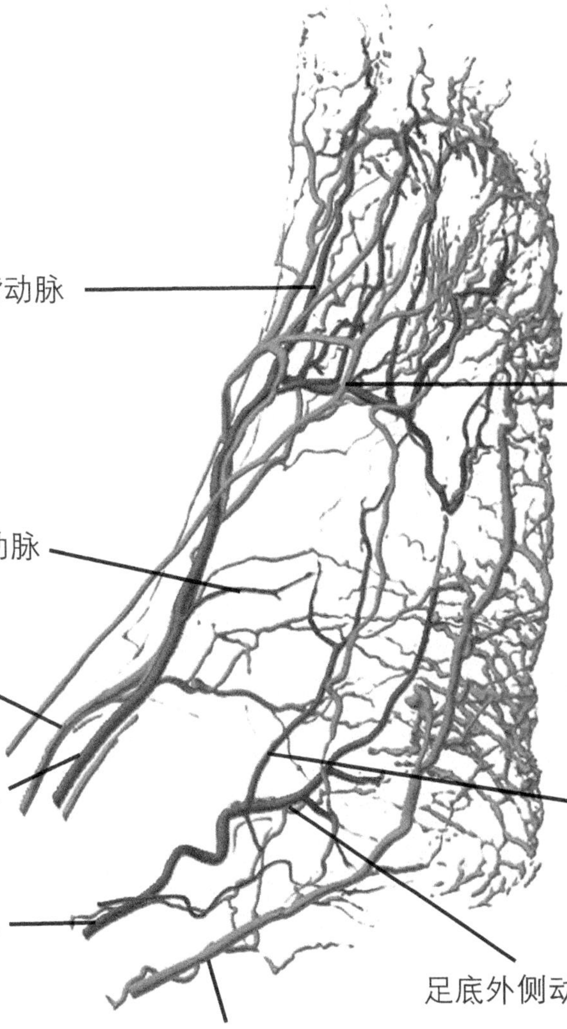

第一跖背动脉

弓状动脉

跗外侧动脉

大隐静脉

足背动脉

足底内侧动脉

胫后动脉

足底外侧动脉

小隐静脉

足部动脉、静脉 VR 图（斜位观）

足背动脉

大隐静脉

胫后动脉

小隐静脉

足部动脉、静脉 VR 图（侧面观）

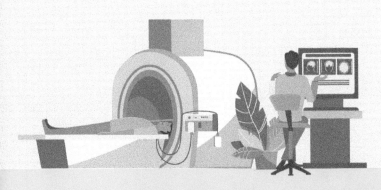

CT 泌尿系成像图谱

◎ 泌尿系 CTU

泌尿系 CTU

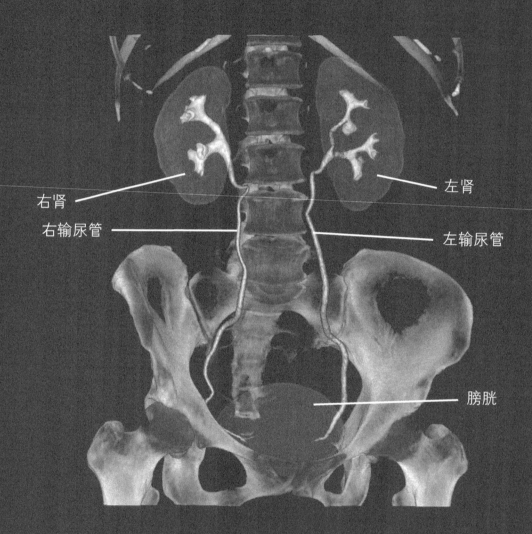

右肾
右输尿管
左肾
左输尿管
膀胱

泌尿系 CTU VR 图（透明带骨）

注：CTU 为 CT 尿路造影。

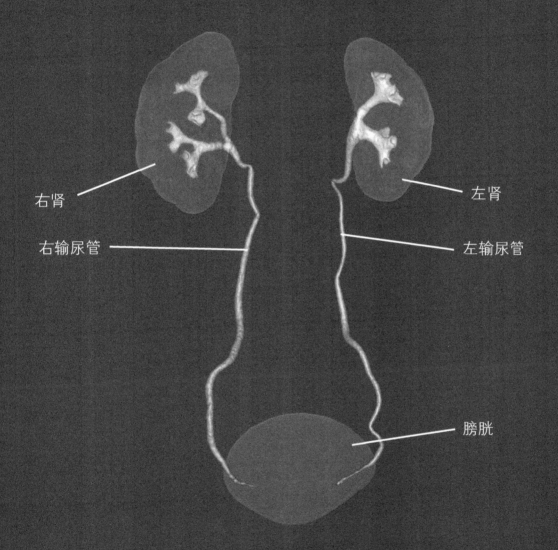

右肾

右输尿管

左肾

左输尿管

膀胱

泌尿系 CTU VR 图

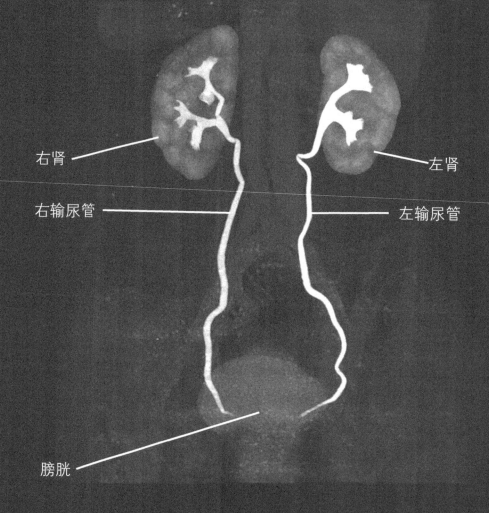

右肾

左肾

右输尿管

左输尿管

膀胱

泌尿系 CTU MIP 图